LINDA PASTOREK

Der Gitterpflaster Guide

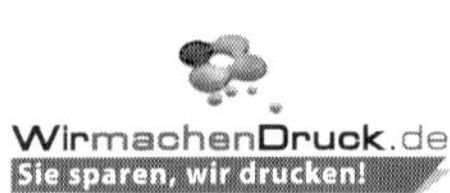

Alle Ratschläge in diesem Buch wurden vom Autor und vom Verlag sorgfältig erwogen und geprüft. Eine Garantie kann dennoch nicht übernommen werden. Eine Haftung des Autors beziehungsweise des Verlags für jegliche Personen-, Sach- und Vermögensschäden ist daher ausgeschlossen.

Email: info@edition-lunerion.de
www.edition-lunerion.de

Psiana eCom UG
Berumer Str. 44
26844 Jemgum

Inhalt

Trend Taping

Sich um die eigene Gesundheit Gedanken zu machen, liegt sehr im Trend. Immer mehr Menschen beginnen damit, ihre Ernährung umzustellen, negativen Stress abzubauen und präventive Maßnahmen zur Förderung des Wohlergehens in ihr Leben zu integrieren. Doch auch im Rahmen der Behandlung von Beschwerden und Krankheiten öffnen sich immer mehr Menschen dafür, auch einmal andere Wege als die der klassischen Schulmedizin zu gehen. Die alternativen Heilmethoden rücken vermehrt in den Fokus und überzeugen mit ihren ganzheitlichen Ansätzen. Wer sich nicht länger mit den Einschätzungen der Ärzte zufriedengeben will, sondern sich selbst auf die Suche nach Antworten machen möchte, der wird in den teilweise sehr alten und über Jahrhunderte erprobten Heiltechniken und -methoden der östlichen Länder fündig werden. Von dort stammen auch die Gitterpflaster ab, die ihre Wurzeln tief in den uralten Lehren der Traditionellen Chinesischen Medizin verankert haben. In Kombination mit westlichen Herangehensweisen vereinen diese kleinen Pflaster das Beste aus zwei Welten.

Von muskulären Schmerzen über Gelenkbeschwerden und Narben bis hin zu Kreislaufbeschwerden, Erkältungen, Hautunreinheiten und Zähneknirschen – all diese Leiden und darüber hinaus noch so viele mehr erfahren eine Linderung durch das Bekleben der Haut mit den kleinen, aber umso effektiveren Gitterpflastern, die, nebenbei bemerkt, keinerlei Wirkstoffe in sich tragen. Sie haben richtig gehört: Es ist etwas anderes als ein Medikament dafür verantwortlich, dass Crosstapes eine heilende Wirkung im Körper entfalten können. Doch was genau ist das und wie kann dieses Wissen in der Praxis angewandt werden? Lassen Sie uns gemeinsam mithilfe dieses Buches in die Welt der Gitterpflaster eintauchen und eine kleine Reise unternehmen, die uns lehrt, wie wir uns selbst besser helfen können. Das Buch ist dafür in vier Teile unterteilt: Im ersten Teil widmen wir uns der Theorie. Hier erfahren Sie alles, was Sie über die Grundlagen wissen müssen, um die Wirkungsweise der kleinen Wunderwerkzeuge zu verstehen. Der zweite Teil beschäftigt sich mit der Praxis. Mit dem nötigen Wissen werden Sie in das erste Anwenden der Pflaster eingeführt. Im dritten Teil finden Sie eine Auflistung vieler Beschwerden, die durch Gitterpflaster behandelt werden können. Der vierte und letzte Teil beinhaltet die 30 am häufigsten gestellten Fragen.

Was Sie in diesem Buch erwartet

Crosstapes sind ganz spezielle Verbandsmittel, die sich von üblichen Pflastern aufgrund ihrer Form unterscheiden. Welche speziellen Eigenschaften das im Detail sind, erfahren Sie im **ersten Teil** dieses Buches, den Grundlagen. Gemeinsam werden wir untersuchen, was es mit dem Trend auf sich hat, und dabei tief in den geschichtlichen Hintergrund der Wunderwerkzeuge eintauchen. Nicht zu vergessen sind die Anwendungsbereiche, die Zielgruppe, aber auch die Kontraindikationen, die es zu beachten gilt. Der Wirkungsweise der Crosstapes wurde ein eigenes Kapitel gewidmet, damit Sie verstehen, was genau in Ihrem Körper passiert, wenn Sie ein Gitterpflaster verwenden, und wie der heilsame Effekt zustande kommt. Anschließend werden wir unseren Blick auf den Ursprung, die Traditionellen Chinesischen Medizin, richten und die Zusammenhänge verstehen lernen.

Der **zweite,** praktische **Teil** des Buches wird durch die Erläuterung der richtigen Anwendung eingeleitet. Hier erfahren Sie alles über die verschiedenen Farben und Größen sowie die zu beklebenden Hautstellen und wie Sie diese finden können. Zudem bekommen Sie eine leicht verständliche Anleitung mit an die Hand, wie Sie in sieben Schritten mit den Gitterpflastern umgehen. Abschließend erhalten Sie zehn wichtige Tipps und Tricks, die Ihnen die Arbeit mit den Crosstapes erleichtern werden.

Im **dritten Teil** stehen jene Krankheiten im Fokus, die von einer Behandlung mit Gitterpflastern profitieren können. Jedes einzelne Leiden wird dafür näher betrachtet und es werden konkrete Punkte zur Verfügung gestellt, die Sie in den jeweiligen Fällen bekleben sollten.

Der **letzte Teil** des Buches widmet sich den am häufigsten gestellten Fragen. So bleibt auch keine Ihrer Fragen unbeantwortet.

Freuen Sie sich auf die Reise, die Sie erwartet, in der Sie eine tiefere Verbindung zu sich selbst und Ihrem Körper aufbauen können. Hiermit bekommen Sie ein wertvolles Hilfsmittel an die Hand, das Ihnen zeigt, wie Sie sich selbst helfen können. Das ist eine der wichtigsten Fähigkeiten des Menschen, also tauchen Sie ein in die Welt der Gitterpflaster und öffnen Sie sich für ein gesünderes sowie leidfreieres Leben.

Die Grundlagen: Gitterpflaster und Taping

Gitterpflaster wirken auf den ersten Blick unscheinbar. Etwas, das den meisten Menschen als Erstes ins Auge fällt, ist die Form, die die klebenden Verbände von regulären Pflastern unterscheidet, denn sie sehen aus wie ein Netz. Alles andere an ihnen scheint jedoch wenig spektakulär zu sein: Sie sind recht klein, ihr Gewicht ist kaum zu spüren und die meisten sind zudem hautfarben, sodass sie kaum von der Haut zu unterscheiden sind. Ihnen wird nachgesagt, dass sie akute wie auch chronische Schmerzen beseitigen können. Darüber hinaus versprechen verschiedene Hersteller auch Linderung von Beschwerden ohne die Nutzung von heilenden Wirkstoffen, darunter zum Beispiel Stoffwechselerkrankungen, Durchblutungsstörungen, Herz-Kreislauf-Erkrankungen und weitere Krankheiten. Das ist wahrlich eine unglaubliche Leistung, wenn man bedenkt, wie schlicht die Pflaster erscheinen. Da ist es verständlich, dass die Frage auftaucht, was das Besondere an diesen Pflastern ist und welche Wirkung sich in dem dünnen Gewebe verbergen soll. Lassen Sie uns gemeinsam erforschen, was es mit dem Trend auf sich hat. Eines sollen Sie jedoch jetzt schon wissen: Es hat nichts mit Medikamenten zu tun.

Gitterpflaster – was ist das eigentlich?

Gitterpflaster sind, ganz wie der Name bereits verrät, Pflaster, die die Form eines Gitters aufweisen.

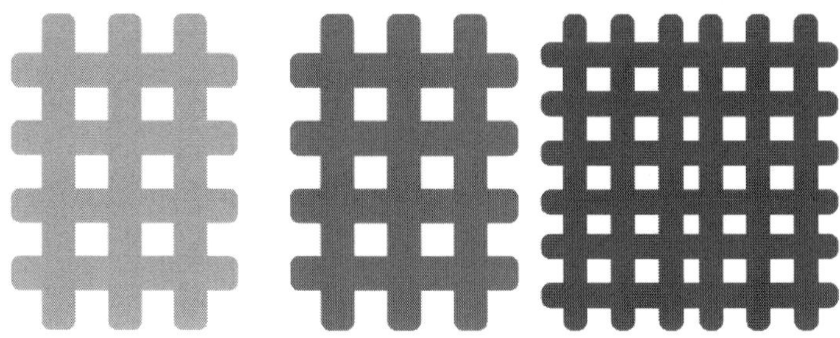

Pflaster und funktionelle Klebeverbände

Ein **Pflaster** ist ein Gewebe, das mit einem Klebstoff versehen ist, sodass es auf der Haut haften bleibt. Im medizinischen Kontext kann es einerseits als ein *Verbandsmittel* genutzt werden, um Wunden schnellstmöglich zu versorgen, indem diese abgedeckt werden, um sie so vor Schmutz und anderen Substanzen zu schützen. Auch zum Fixieren von Mullbinden und anderen Verbänden sind die klebenden Gewebe geeignet. Zum anderen können Pflaster als eine *Form der Applikation* von Medikamenten oder anderen Arzneien eingesetzt werden. Dabei muss die zu verabreichende Substanz allerdings für die transdermale Applikation, also die Verabreichung über die Haut, geeignet sein, was zum Beispiel bei diversen Salben der Fall ist.

Das Gitterpflaster ist eine Form des Pflasters und gehört zu den Verbandsmitteln. Genauer gesagt gehört es zu den *funktionellen Klebeverbänden*, die ihren Einsatz in der Unfallchirurgie, Orthopädie und in der Sportmedizin finden. Deren Aufgabe ist es, Gelenke zu stabilisieren, indem die Bewegung dieser eingeschränkt wird, damit sie so entlastet werden. Zusätzlich helfen die Pflaster, unerwünschte Bewegungen zu vermeiden. Das muss nicht immer nach einer Verletzung als Art der Therapie geschehen, sondern kann auch präventiv, also als vorsorgliche Gesundheitsmaßnahme, besonders bei Sportbegeisterten geschehen.

Funktionale Klebeverbände werden auch als **Tapeverband**, oder kurz Tape, bezeichnet. Das Wort „tape" kommt aus dem Englischen und heißt übersetzt „Band". Daher werden auch die Begriffe „taping" oder „tapen" in diesem Kontext verwendet, wobei hier der Vorgang des Anbringens der Tapeverbände auf der Haut gemeint ist. Das Tapen gehört zu der sogenannten Manualtherapie, bei der der Therapeut mit seinen Händen arbeitet, um das Pflaster anzulegen.

Es gibt verschiedene Arten von funktionalen Klebeverbänden, darunter das

- Kinesio-Tape,
- Kinematic-Tape,
- K-Active-Tape,
- Medi-Tape,
- Pino-Tape und das
- Chiro-Tape.

Sie alle sind unterschiedliche Varianten des Klebeverbandes, die aufgrund ihrer Eigenschaften für spezielle Anwendungsbereiche und Klebetechniken geeignet sind. Wir wollen uns nun aber auf die bekannteste Art, das Kinesio-Tape, konzentrieren.

Das Kinesio-Tape: der Vorläufer zum Gitterpflaster

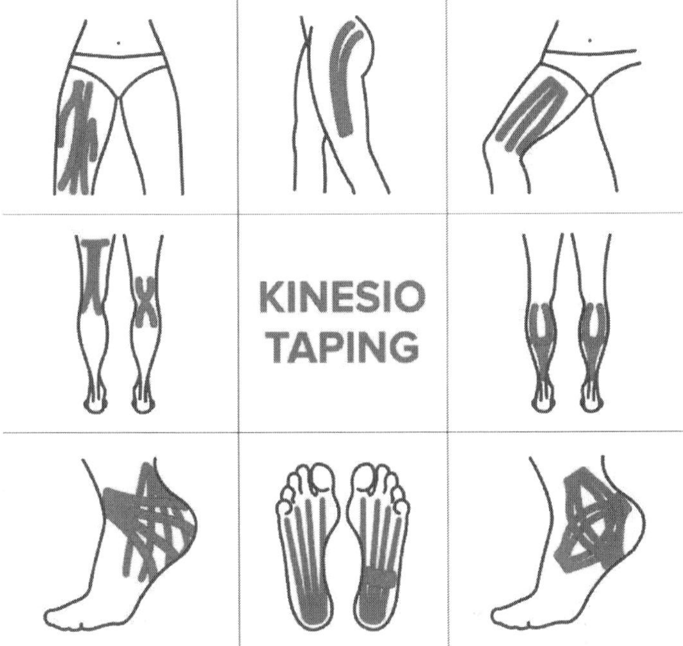

Vielleicht ist Ihnen schon einmal aufgefallen, wie manche Sportler mit zahlreichen bunten Bändern, die auf der Haut aufgeklebt sind, trainieren oder an Wettkämpfen teilnehmen. Diese Pflaster sind nicht für die Verschönerung des Körpers gedacht, sondern sie verfolgen ein funktionales Ziel, sodass sie im Sport, ob auf Freizeit- oder Leistungsniveau, heutzutage nicht mehr wegzudenken sind. Das Aufkleben der farbenfrohen Bänder auf der Haut stellt eine gängige Praxis der Therapie und Rehabilitation nach Verletzungen des Haltungs- sowie des Bewegungsapparates dar, es wird aber mittlerweile auch zur Prävention großzügig eingesetzt.

Das sogenannte Kinesio-Taping hat vorrangig das Ziel, einen betroffenen Körperbereich oder ein Gelenk maximal zu stabilisieren, ohne dabei jedoch die Beweglichkeit des jeweiligen Bereiches einzuschränken. Im Gegensatz zu rigiden Verbänden, die bei der Bewegung des Körpers nicht nachgeben, werden beim Kinesio-Taping klebende Streifen aus elastischem Material verwendet. Dadurch behält der Anwender seine maximale Freiheit bei der Bewegung des Körpers, ohne dass dabei die Haut durch Ziehen und Ziepen darunter leiden muss.

Hierbei spricht man von einer *reaktiven Stabilität*, da sie nicht durch einen starren Verband, wie zum Beispiel ein Gipsverband, erreicht wird, sondern körperliche Bewegung zulässt. Der Schutz, den die Pflaster geben, ist demnach passiv.

Bei der richtigen Anwendung stützen und entlasten die farbenfrohen Pflaster so effektiv die Bänder des Körpers, weil diese in vielen Fällen zum Beispiel bereits durch Verletzungen vorgeschädigt sind und unter einer stärkeren Belastung leiden würden. Dadurch ermüden die Muskelpartien nicht nur langsamer, wenn sie getapt werden, sondern die Kinesio-Tapes besitzen zudem eine schmerzlindernde Wirkung, denn der Verband wird so angelegt, dass die geschwächten Strukturen gezielt ruhiggestellt werden, während die Bewegungsrichtungen, die schmerzlos möglich sind, weiterhin ausgeführt werden können. Zudem fördert das Anlegen der speziellen Pflaster die Durchblutung des jeweiligen Gewebes. Dadurch wird der Heilungs- sowie Regenerationsprozess automatisch beschleunigt und potenzielle Komplikationen werden vermieden. Zu diesen zählen zum Beispiel Wundheilungsstörungen, Thrombose, Verkürzungen von Gewebestrukturen sowie der Abbau von Muskelmasse, was häufig dadurch entsteht, dass der Körper für längere Zeit nach einer Verletzung nicht wie gewohnt trainiert wird, sondern für die Dauer der Heilung in einem immobilisierten Zustand gehalten wird. Die Nichtbeanspruchung der Muskeln führt folglich zu einer Degeneration ebendieser.

Das Kinesio-Tape, das 1973 durch den Japaner Dr. Kenzo Kase in die Welt gebracht wurde, erhielt seinen Namen durch seinen Ursprung, der in der **Kinesiologie** liegt. Die Technik des Kinesio-Taping vereint die Traditionelle Chinesische Medizin mit den Annahmen der Chiropraktik und ermöglicht so das Behandeln und Vermeiden einer körperlichen Einschränkung auf einer ganzheitlichen Ebene.

Steckbrief:
Dr. Kenzo Kase

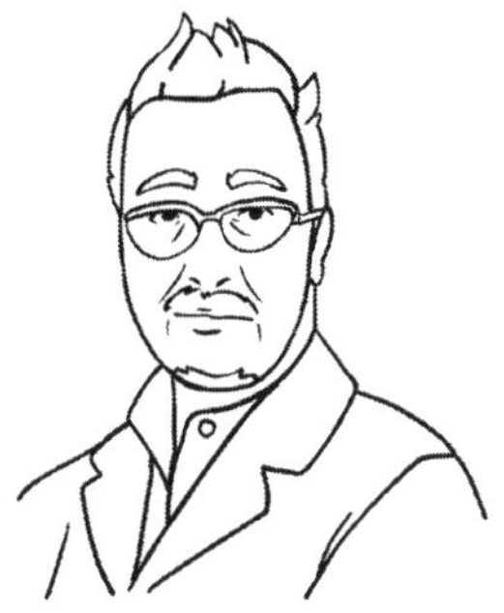

Dr. Kenzo Kase wurde Anfang der 40er Jahre in Japan geboren. Nachdem er in die USA gezogen war, um dort in Chicago Chiropraktik zu studieren, eröffnete er seine eigene Praxis in diesem Berufsfeld. Seine Interessen gingen jedoch über die konventionelle Betrachtungsweise der Gesundheit und Krankheit hinaus, sodass Dr. Kenzo Kase zunehmend seine Behandlungsmethoden mit alternativen und traditionellen medizinischen Praktiken und Lehren kombinierte. Dadurch fühlte er sich berufen, seine Praxis durch die Akupunktur zu erweitern. Seine ganzheitliche Betrachtungsweise und seine Fähigkeit, diverse medizinische Ansätze miteinander und durcheinander zu ergänzen sowie weiterzuentwickeln, befähigten Dr. Kenzo Kase schließlich dazu, in den 80er Jahren einen Meilenstein in seiner beruflichen Karriere zu erreichen: Die Erfindung des Kinesio-Tapes. Seither verbreitet er seine bahnbrechende Innovation in Kursen und Seminaren auf der ganzen Welt.

Exkurs:
Die Welt der Kinesiologie auf einen Blick

Die Kinesiologie ist eine holistische und alternative Methode zur Behandlung von körperlichen und geistigen Beschwerden, die sich aus Teilen der Traditionellen Chinesischen Medizin (kurz TCM) und der Chiropraktik zusammensetzt. Mithilfe der angewendeten Techniken sollen Krankheitsfelder aufgespürt werden, wobei der sogenannte Muskeltest das wichtigste und bekannteste Verfahren darstellt.

In den 60er Jahren entwickelte der Amerikaner Dr. George Goodheart ein Konzept zur Beseitigung von Krankheiten. Der Chiropraktiker gab diesen den Namen Kinesiologie, was übersetzt so viel wie „die Lehre von der Bewegung“ bedeutet. Der Begriff kann in zwei Wortstämme unterteilt werden, die aus dem Altgriechischen stammen: „kinesis“ ist die „Bewegung“ und „logie“ kann mit „Lehre“ übersetzt werden.

Die Kinesiologie ist eine ganzheitliche Betrachtungsweise, die sowohl den Körper als auch den Geist und die Seele des Menschen in ihre Diagnosen und Therapien einbezieht. Dabei beruht die Behandlungsmethode auf den Annahmen der Traditionellen Chinesischen Medizin, der wir uns später in diesem Buch noch genauer widmen werden. Demnach entstehen immer dann psychische und physische Leiden, wenn der Fluss der Lebensenergie im Menschen eine Störung aufweist. Innerhalb der Kinesiologie wird die Ansicht vertreten, dass der Körper ganz genau weiß, was gerade gut für ihn ist, sodass er am besten entscheiden kann, was er in diesem Moment braucht, um zu funktionieren. Diese Vorgänge sind im zentralen Nervensystem und im Zellgedächtnis abgespeichert.

Hier kommt der kinesiologische *Muskeltest* ins Spiel, der innerhalb der Behandlungsmethode die Basis der Diagnostik von Beschwerden darstellt. Das Verfahren ermöglicht die direkte Kommunikation zwischen Körper, Geist und Seele, sodass die vorhandenen Blockaden im Fluss der Lebensenergie nicht nur erkannt, sondern auch behoben werden können. Das Prinzip ist dabei denkbar einfach: Die inneren Organe sind mit den Muskeln eng verknüpft, und zwar über die sogenannten Energieleitbahnen des Körpers. Wenn nun ein Organ eine Störung aufweist, resultiert dies automatisch in einer Schwäche der mit ihm verbundenen Muskelgruppe. Das bedeutet also, dass, wenn der Kinesiologe bei der Diagnose einen geschwächten Muskel lokalisiert, er daraufhin die energetische Blockade im dazugehörigen inneren Organ identifizieren kann.

Die daraufhin empfohlenen Therapiemöglichkeiten können unterschiedlich aussehen: Eine Umstellung der Ernährung, bestimmte Medikamente, Bewegungsübungen oder andere Therapien zur Behandlung der Krankheit sind mögliche Beispiele. Dabei wird nie nur die Beseitigung des einen Leidens angestrebt, das mithilfe des Muskeltests festgestellt wurde, sondern es wird das vorhandene Problem im Zusammenspiel mit dem gesamten menschlichen Organismus betrachtet. Das Ziel ist die ganzheitliche Behandlung des Menschen.

Das Kinesio-Taping wird manuell durchgeführt, wobei sich mittlerweile drei Techniken durchgesetzt haben, die ebenso auf den Experimenten und den daraus gewonnenen Erkenntnissen des Chiropraktikers und Kinesiologen Dr. Kenzo Kase beruhen.

- Beim **Aku-Taping** werden die Klebeverbände an den Meridianen und Akupunktur-Punkten ausgerichtet. Dies sind Begriffe aus der Traditionellen Chinesischen Medizin, die wir uns im weiteren Verlauf des Buches noch einmal genauer anschauen werden.

- Das **Dolo-Taping** konzentriert sich auf die schmerzhaften Bereiche und die sogenannten Triggerpunkte. Was es mit diesen Körperstellen genau auf sich hat, erfahren Sie in einem der folgenden Kapitel.

- Das **Faszien-Taping** orientiert sich an den Faszien, die die Leitbahnen des Bindegewebes darstellen. Auch diese werden wir später noch genauer beleuchten.

Der Anwendungsbereich der Kinesio-Tapes

Durch die unterschiedlichen Klebetechniken ist das Anwendungsgebiet der Kinesio-Tapes sehr groß. Im Bereich der Muskeln werden sie zur Schmerzlinderung, zur Regulierung des Muskeltonus, zur Verbesserung der Funktionsfähigkeit der Muskeln und zur Erhöhung von deren Belastbarkeit eingesetzt. Außerdem fördern sie die Beweglichkeit der Gelenke und optimieren die gesamte Statik des Bewegungsapparates. Des Weiteren wird der Lymphfluss angeregt und verhärtetes Gewebe wird gelockert, sodass verklebte Faszien, verspannte Muskeln, Fehlstellungen und gereizte Sehnen sowie Bänder behandelt werden können. Zudem werden Kinesio-Tapes zur Beseitigung von Blockaden und zur Korrektur bei von der Norm abweichenden Haltungen eingesetzt. Je nach Klebetechnik werden sie bei altem Narbengewebe verwendet und gegebenenfalls zur Schmerzlinderung bei akuten Verletzungen, indem ein gezieltes Anheben der Hautschichten für ein Auflösen der Verklebungen in den tieferliegenden Schichten des Gewebes sorgt.

Dadurch können die klebenden Streifen bei diversen Beschwerden und Verletzungen ihren Einsatz finden. Schmerzen jeder Art, ob zum Beispiel Gelenk-, Rücken- oder Kopfschmerzen, sowie Verspannungen, zum Beispiel im Nacken- oder Rückenbereich, erhalten eine Linderung. Auch bei Nervenentzündungen, Muskelfaserrissen, Tennisarm, Golfellenbogen, Schwindel, Schnarchen, Bandscheibenvorfällen und Hexenschuss liefert die Verwendung von Kinesio-Tapes zuverlässig Abhilfe. Doch auch Probleme des Ischias sowie ein Ballenfuß, ein Fersensporn, Knieprobleme und Achillesverletzungen ergänzen diese Liste mit beispielhaften Anwendungsbereichen.

Das Gitterpflaster: Handlich, praktisch und effektiv

Das Kinesio-Tape ist ein Verband mit großartiger Wirkung. Dennoch erfordert das korrekte Aufkleben einiges an Hintergrundwissen, das ein gewisses Grundverständnis der Anatomie des Körpers und der Funktionalität des Bewegungsapparates voraussetzt, wie es ein Student der Medizin besitzt. Zudem sollte stets die Krankheitsvorgeschichte vor der Anwendung geklärt und mit in das Taping einbezogen werden. Wie Sie sehen können, wird das Kinesio-Tape, so nützlich wie es auch ist, dadurch nicht für die Selbstanwendung empfohlen. Praktischer und deutlich handlicher als die bunten Verbände sind hingegen die Gitterpflaster. Gitterpflaster sind auch unter den Synonymen „Gittertapes" oder „Crosstapes" bekannt. Letzteres stammt aus dem Englischen, wobei „cross" mit „Kreuz" übersetzt werden kann. Seltener wird auch der Begriff „Akupunkturpflaster" verwendet. Als die kleinen Geschwister des Kinesio-Tapes stellen Gitterpflaster eine Art Weiterentwicklung dieser dar. Sie ermöglichen es erstmalig, vom Anwender selbst angelegt zu werden, ohne dass dieser dafür die Anatomie des Körpers ausführlich und bis in das kleinste Detail studiert haben muss. Tapen wird durch diese kleinen Pflaster zu einer verwendbaren und schnell verfügbaren Methode für die sofortige Erleichterung von vielen Beschwerden.

Der Aufbau der Gitterpflaster

Crosstapes sind selbstklebende Pflaster, die aus einem für den Verwendungszweck geeigneten Gewebe gefertigt sind, an dessen Unterseite eine Substanz mit klebenden Eigenschaften angebracht ist. Das verwendete Material besteht zumeist aus einer Mischung aus *Polyester* als Grundgewebe des Pflasters sowie einem Klebstoff, der entweder aus *Polyurethan* oder aus *Acryl* beziehungsweise Acrylaten gefertigt wird.

Polyurethan gehört zu den Kunstharzen beziehungsweise Kunststoffen, die auch für Schaumstoffe, zum Beispiel in Haushaltsschwämmen, und andere Klebstoffe verwendet werden. Auch Polyester ist ein synthetischer Kunststoff, der für die Herstellung diverser Textilien, von PET-Flaschen, Folien oder Lacken eingesetzt wird. Acryl ist eine chemische Verbindung, die in Klebstoffen und als Bindemittel in wasserlöslichen Wandfarben, Lacken und Dichtstoffen zu finden ist.

Das Adjektiv „**hypoallergen**" stammt aus dem Griechischen und kann mit „wenig allergieerzeugend" übersetzt werden. Immer mehr Hersteller von Kosmetikprodukten, Körperpflegeartikeln, aber auch Babynahrung werben damit, dass diese hypoallergen sind, also auch für Allergiker geeignet seien – leider sollte hier mit Vorsicht vorgegangen werden. Verlassen Sie sich nicht zu sehr auf den Werbeslogan, denn der Begriff „hypoallergen" ist rechtlich gesehen nicht geschützt. Theoretisch kann also jeder Anbieter sein Produkt als solches ausweisen, ohne dass jedoch eine Kontrolle erfolgt.

Gitterpflaster sind atmungsaktiv, selbstverständlich hautfreundlich und hypoallergen, das heißt, dass die Inhaltsstoffe keine Allergien beim Anwender verursachen sollen. Zudem besitzen die Tapes wasserresistente und schweißdurchlässige Eigenschaften, wodurch die Gitterpflaster nicht nur für das Tragen am Körper während der Ausführung alltäglicher Aufgaben geeignet sind, sondern auch während des schweißtreibenden Sportes. Selbst das stete Bewegen der Muskelstränge, die Produktion von Schweiß und die Reibung von Haut und Kleidung aufeinander vermögen es nicht, den Kleber des Pflasters über einige Tage hinweg zu lösen. Das ermöglicht eine Behandlung von schmerzhaften Punkten und Verspannungen, die langfristig in jedem Lebensbereich ihre Wirkung entfalten kann.

Die starren Pflaster mit der speziellen Form können sich nicht mit der Haut dehnen. Sie sind somit nicht elastisch, wodurch sie recht stabil sind, auch wenn das verwendete Material weich und leicht ist. Wenn die jeweilige betroffene Stelle also bewegt wird, kommt es zu mikroskopisch kleinen Hautverschiebungen. Diese lösen wiederum minimale Reize aus, die den natürlichen Selbstheilungsprozess unseres Körpers vorantreiben können.

Eine weitere Eigenschaft eines Gitterpflasters ist die elektrostatische Aufladung dieser, die ebenso ein Qualitätsmerkmal darstellt. Nur hochwertige Anbieter veräußern diese Varianten, weshalb Sie beim Kauf unbedingt darauf achten sollten, ausschließlich originale Pflaster zu erwerben. Crosstapes, die nicht original sind, sind nicht elektrostatisch aufgeladen und können demnach keinen so großen Effekt auf den menschlichen Körper erzielen.

Wichtig ist, anzumerken, dass Crosstapes ihre heilsamen Effekte allein durch ihre spezielle Form, nämlich die gelochte Struktur, die optisch gesehen ein Gitter ergibt, erhalten. Weder Medikamente noch andere Arzneien werden dem Pflaster zugesetzt – es sind also keinerlei Wirkstoffe vorhanden, die eine positive Wirkung auf den Körper haben könnten. Damit das Ganze funktionieren kann, müssen allerdings die richtigen Stellen des Körpers lokalisiert werden, um den Effekt der Linderung von Beschwerden zu erzielen. Wie genau das abläuft, welche Punkte das sind, wie die elektrostatische Aufladung funktioniert und was es mit den verschiedenen Farben und Größen auf sich hat, in denen Gitterpflaster erhältlich sind, werden Sie im praktischen Teil dieses Buches lernen.

Der Unterschied von Kinesio-Tapes und Gitterpflastern auf einen Blick

Kinesio-Tape	Gitterpflaster
Das Kinesio-Tape besteht aus einem oder mehreren klebenden *Streifen*, die auf einer Körperstelle angebracht werden. Damit wirken sie, je nach Wunsch, unterstützend, entlastend, ausrichtend oder schmerzlindernd. Dadurch entfaltet das Tape seine Wirkung *großflächig* auf dem beklebten Bereich. Die Streifen sind aus einem *elastischen Material* hergestellt und können demnach gedehnt sowie nicht gedehnt auf der Haut aufgeklebt werden.	Gitterpflaster hingegen bestehen aus einem *rechteckigen* Pflaster in verschiedenen Größen mit einer *Gitterstruktur*, das nicht elastisch ist. Es wirkt durch seine Form vorwiegend *punktuell* und ist somit für die Behandlung von schmerzhaften Punkten geeignet. Zudem sagt man diesem Pflaster entzündungshemmende Eigenschaften nach. Im Gegensatz zum Kinesio-Tape ist es deutlich leichter zu handhaben und kann so vom Anwender *selbst angebracht* werden.

ZWISCHEN WEST UND OST: DER URSPRUNG UND DIE HERKUNFT DER WUNDERWAFFE

Die Haut bekleben – ein uraltes Konzept

Die Haut zu bekleben, um diverse körperliche Beschwerden zu lindern, ist auf keinen Fall eine neue Erfindung. Schon seit tausenden von Jahren wird geklebt, wobei damals selbstverständlich keine Materialien wie heute verwendet wurden. Spuren dieser Heilmethode fanden Historiker im alten Griechenland und Ägypten. Wann immer Verletzungen auftraten, wurden diese mit einfachen Verbandsmaterialien aus vorhandenem Stoff behandelt. Die angefertigten Streifen wurden in dickflüssigem Harz getränkt, sodass das klebende Band bombensicher an der Haut haften blieb. Nachdem das Harz vollständig getrocknet war, verhärtete sich das Verbandsmaterial, wodurch der gewünschte stabilisierende Effekt erzielt wurde, der die verletzten Körperteile an Ort und Stelle ruhigstellte. Leider mangelte es den damaligen Ägyptern und Griechen an einem geeigneten Klebstoff, der zwar alle Teile, die miteinander verbunden werden sollten, zuverlässig zusammenhalten konnte, aber dennoch ohne Schmerzen oder das Hinzufügen neuer Verletzungen leicht von der Haut abzulösen war. Wie Sie sich sicherlich gut vorstellen können, muss das Entfernen dieser mit Harz versehenen Stoffstreifen ein heikles und besonders schmerzhaftes Unterfangen gewesen sein.

Paul Carl Beiersdorf und seine bahnbrechende Entwicklung

Es dauerte viele Jahrhunderte, bis die menschliche Weiterentwicklung und die gesellschaftlichen Entdeckungen einen echten Meilenstein bei der Entwicklung eines geeigneteren Klebstoffes erlaubten. Dabei spielte der Apotheker Paul Carl Beiersdorf die zentrale Rolle, der in den 80er Jahren ein neuartiges Pflaster entwickelte. Dieses war nicht nur für die Gründung und den Erfolg des Unternehmens des gebürtigen Neuruppiners verantwortlich, sondern auch für einen gewaltigen Sprung in der medizinischen Forschung. **Paul Carl Beiersdorf** beschäftigte sich mit dem Problem der damaligen Verbände, die leider zu porös waren, um bei Bewegungen des Körpers elastisch zu bleiben. Er erfand das sogenannte *Guttapercha–Pflaster*, das erstmals neue Verwendungsmöglichkeiten ermöglichte und welches sein Entdecker sogleich patentieren ließ. Der Klebstoff dieses damaligen Verbandsmittels wurde aus dem milchigen Saft des gleichnamigen Guttaperchabaums von der malaiischen Halbinsel in Südostasien gewonnen. Das Wort Guttapercha stammt aus der malaiischen Sprache und kann in zwei Wortstämme gegliedert werden: „getah“ steht für „Gummi“, während „percha“ mit „Baum“ übersetzt werden kann – Guttapercha ist also der Gummibaum. Trocknet die natürliche Flüssigkeit, die von dem Guttaperchabaum stammt, kann ihre

Konsistenz mit der von *Kautschuk* verglichen werden. Zusammen mit einer Mullbinde bildet sich ein Klebstoff, der für die Medizin einen großen Mehrwert darstellt und seither die warmen Mullbinden ersetzt, die mit Salben bestrichen auf der Haut angebracht wurden und nicht selten verrutschten. Somit hatte das unhandliche und schmerzhafte Harz, das zu Irritationen der Haut führen konnte, endlich und endgültig ausgedient. Die Mixtur aus dem milchartigen und kautschukähnlichen Saft erhielt den Namen *Guttaplast* und wurde später zu *Leukoplast* weiterentwickelt. Es ist in Form von Pflastern auch heute noch im Handel erhältlich und wird weltweit für die Herstellung von sämtlichen Heftpflastern verwendet. Die Entwicklung eines geeigneten Klebstoffes für Pflaster setzte somit auch den Grundstein für die heutigen Crosstapes.

Kautschuk ist eine Substanz, die aus dem milchigen Saft von Pflanzen, der Latex genannt wird, besteht: Er tritt aus, wenn die Pflanze verwundet wurde. Kautschuk ist weich, dehnbar und sehr elastisch. Wird die Substanz weiterverarbeitet, entsteht daraus Gummi mit diversen Härtegraden. Heutzutage wird zwischen natürlichem sowie synthetischem Kautschuk unterschieden.

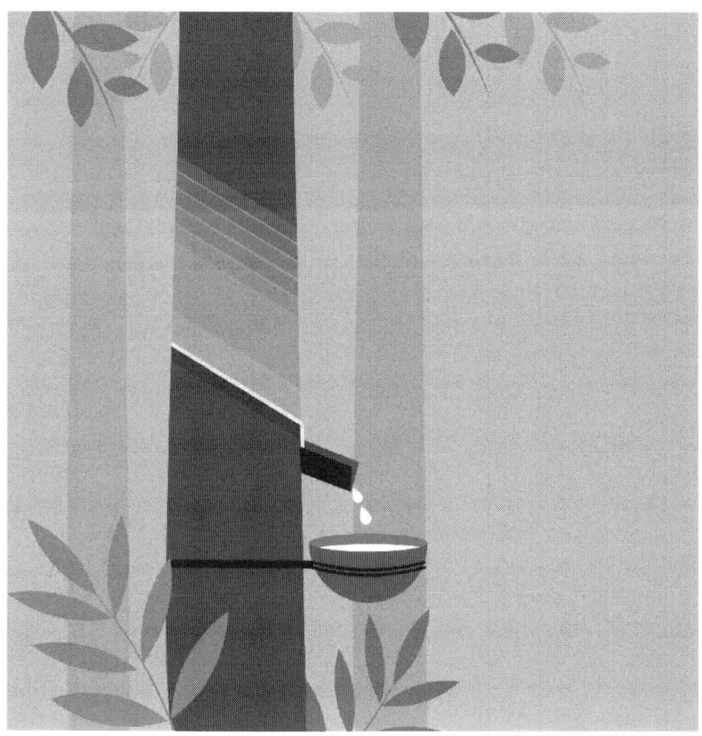

Steckbrief:
Paul Carl Beiersdorf

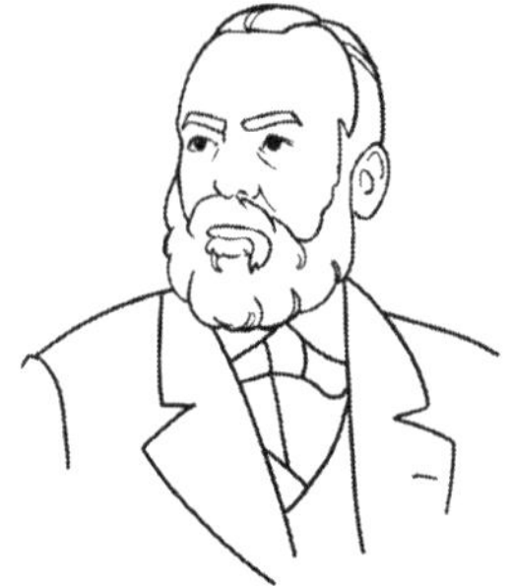

Paul Carl Beiersdorf erblickte 1836 im brandenburgischen Neuruppin das Licht der Welt. Der Apotheker zog 1880 nach Hamburg, wo er sich auf dermatologische Arzneien konzentrierte. Er beschäftigte sich also eingehend mit der Haut des Menschen und vertiefte sich daraufhin in die Entwicklung von Mullbinden, die mit Salben versehen wurden.

Seine Forschungen gingen so weit, dass Paul Carl Beiersdorf gemeinsam mit dem Dermatologen Paul Gerson Unna in Hamburg im Jahr 1882 ein erfolgreiches Pflastergeschäft mit dem bekannten Namen „Beiersdorf" eröffnete. Durch die Nachfolger des Unternehmens entstanden übrigens die weltweit bekannten Markennamen „Leukoplast", „Hansaplast", „Nivea" und „Tesa". Paul Carl Beiersdorf verstarb im Jahr 1896 im Alter von 60 Jahren in Berlin.

Die Weiterentwicklung der Pflaster zum funktionalen Taping

Der Chirurg **Dr. Virgil Pendleton Gibney**, der von 1847 bis 1927 in New York lebte, sah das Potential in der Entdeckung von Paul Carl Beiersdorf. Er nutzte die Pflaster fortan nicht länger nur für die Wundheilung, sondern entwickelte daraus eine funktionelle Technik des Klebens, die als der *Gibney-Verband* bezeichnet wurde. Dr. Virgil Pendleton Gibney setzte die Pflaster so ein, dass konkrete Körperbereiche und Gelenke nach Verletzungen entlastet und unterstützt werden konnten, indem sie gezielt immobilisiert, also ruhiggestellt wurden.

Immer mehr Menschen interessierten sich daraufhin für die funktionelle Klebetechnik, so auch der Japaner **Dr. Kenzo Kase**. Der Chiropraktiker und praktizierende Kinesiologe testete das dehnbare und klebende Material und machte damit in den 70er und 80er Jahren seine Experimente. Sein Anliegen war das Imitieren der Eigenschaften der Haut, wodurch er nicht nur den Stoffwechsel und die Zirkulation im menschlichen Körper verbessern, sondern damit auch den gesamten Heilungsprozess anregen wollte.

Da seine Klebetechnik auf den Hintergründen der Kinesiologie beruht, wurde seiner neuartigen Methode 1973 die Bezeichnung *Kinesio-Taping* verliehen. Es basiert auf den Prinzipien fernöstlicher Medizin und wird daher im westlichen Raum noch nicht in der Wissenschaft anerkannt. Dennoch ist es weit verbreitet und immer wieder wird es durch Ärzte und Therapeuten, die auf seine Wirksamkeit schwören, weiterentwickelt.

Das Taping im Sport: die Pflaster setzen sich nach und nach durch

Das breite Anwendungsgebiet der klebenden Verbände ermöglichte es, dass immer mehr Sportler auf der ganzen Welt einen zuverlässigen Schutz vor Verletzungen erhielten. Doch bevor diese Erfolgswelle auch nach Deutschland überschwappte, sollte es noch eine Weile dauern.

Nachdem Dr. Kenzo Kase seine Kinesio-Tapes auf den Markt brachte, interessierten sich zunächst nur wenige dafür. Doch nach und nach erkannten Bewegungsbegeisterte und Sportler das Potential hinter den großen und bunten Pflastern, sodass immer mehr „zugeklebte" (getapte) Sportler im Training und vor allem auf den Wettkämpfen anzutreffen waren. Ob Sprinter, Fußballer, Marathonläufer, Gymnasten, Triathleten, Turner oder andere – sie alle ließen sich schnell von der enormen Wirkung der Tapes überzeugen.

Im Jahr 2008 feierten die Pflaster dann endgültig ihren großen Auftritt, und zwar bei den Olympischen Spielen in der Hauptstadt Chinas: Peking. Dort standen sie natürlich auf einer weltweiten Bühne, wodurch ihr Bekanntheitsgrad enorm anstieg. Mittlerweile vertrauen nicht mehr nur Profisportler auf die Kinesio-Tapes, sondern sie werden von der breiten Bevölkerung zur Behandlung und Prävention genutzt. Das führte selbstverständlich zu rasanten Verbesserungen und Weiterentwicklungen, sodass sich aus den Kinesio-Tapes schon bald die Gitterpflaster entwickelten.

Gitterpflaster: die kleine Schwester des Kinesio-Tapes

Das Gitterpflaster kann als die kleine Schwester des Kinesio-Tapes gesehen werden, die schon seit langem im Rahmen der ganzheitlichen Therapie zur Behandlung von körperlichen Beschwerden eingesetzt werden. Da die Gitterpflaster so viel kleiner und kompakter sind als die Kinesio-Tapes, eröffnen sich damit auch ganz neue Möglichkeiten. Die klebenden Netze können auch selbst am eigenen Körper angebracht werden und punktuell wirken, ohne dass die Wirkung darunter leidet. Aus diesem Grund greifen nun selbst immer mehr Heilpraxen auch außerhalb des asiatischen Raums auf Gitterpflaster zurück, um mit diesem sanften Verfahren diverse Leiden zu lindern.

Zielgruppe und Anwendungsbereiche: Für wen und welche Erkrankungen sind die Gitterpflaster geeignet?

Wer kann Gitterpflaster verwenden?

Gitterpflaster können Großartiges in den Händen von erfahrenen Ärzten und Therapeuten vollbringen. Dennoch können sie grundsätzlich von jedem Menschen verwendet werden. Im Gegensatz zu anderen Taping-Methoden, wie die Kinesio-Tapes, muss der Anwender kein spezifisches Hintergrundwissen besitzen, um einen Erfolg mit dem klebenden Gewebe zu erzielen. Deshalb ist jeder, der in der Lage ist, die leicht verständliche Grundlage, auf der das Prinzip basiert, sowie die Technik des Aufklebens zu begreifen, dazu berechtigt, Gitterpflaster zu verwenden. Dabei kann er die Crosstapes sowohl auf dem Körper anderer Menschen als auch auf seiner eigenen Haut anbringen. Die einzige Voraussetzung dafür ist, dass er natürlich körperlich dazu fähig sein muss, das heißt, dass er die zu beklebenden Stellen auch bequem erreichen können sollte. Ansonsten wird es schwierig, die korrekte und gleichzeitig optimale Position, die am effektivsten zur Linderung des vorhandenen Problems beiträgt, zu ermitteln.

Die klebenden Tapes sind für all diejenigen geeignet, die bei der Lösung ihrer körperlichen Beschwerden nicht nur den schulmedizinischen Weg gehen wollen, sondern auch offen für alternative Konzepte sind. Wer einen ganzheitlichen Ansatz vertritt und dementsprechend nicht nur ein Symptom, sondern vor allem die Ursache für sein Leiden beheben möchte, für den sind Gitterpflaster eine hervorragende Alternative und Ergänzung zu den klassischen Behandlungsmethoden.

Gitterpflaster werden zudem nicht nur bei Menschen, sondern auch bei Tieren angewendet. So finden sie zum Beispiel ihren Einsatz ebenso im Reitsport, in dem viele Pferde, die auf zahlreichen Wettkämpfen zuverlässig hohe Leistungen aufbringen müssen, mit den kleinen Gittern beklebt werden, die sehr gute Wirkungen erzielen.

In welchen Bereichen kommen Gitterpflaster zum Einsatz?

Die Anwendungsgebiete der Crosstapes sind sehr umfangreich und erstrecken sich über die klassischen muskulären Verspannungen des Bewegungsapparates des Körpers hinaus. Wann immer die Ursache einer Erkrankung in diesem Bereich, also im Muskel- und Skelettsystem, liegt, erzielen Gitterpflaster einen heilenden Effekt. Doch durch die Verbindung zu der Traditionellen Chinesischen Medizin wirken die Tapes zudem über die sogenannten Akupunktur- und Akupressurpunkte auf den gesamten Organismus, was sie dazu befähigt, nicht nur auf der Oberfläche zu heilen. Dadurch können sogar Probleme innerhalb des Körpers, in den Organen und Zellen, erreicht werden. Sie geben eine sanfte Massage, die die Verspannungen im Gewebe lösen, die Durchblutung anregen, den Lymphfluss optimieren und somit den Abtransport von den Endprodukten verbessern, die bei den regulären Stoffwechselprozessen entstehen. Dadurch werden die Selbstheilungskräfte des Körpers angeregt, die letztendlich für das Ausheilen jeder Krankheit zwingend notwendig sind.

Sehr effektiv sind Crosstapes bei Verspannungen von Muskeln im gesamten Bewegungsapparat, die zum Beispiel durch zu viel ungesunden Stress, langes Sitzen, Fehlhaltungen und fehlerhafte Belastungen sowie durch die Arbeit am Computer und zu wenig körperliche Bewegung entstehen können. Mit der Hilfe der kleinen Pflaster können Narben besser ausheilen, Zähneknirschen verschwindet und selbst Tinnitus, also Ohrensausen, kann damit behandelt werden. Zudem können schmerzhafte Punkte am ganzen Körper geheilt und Bewegungseinschränkungen, die aufgrund von Schmerzen entstehen, aufgehoben werden. Bei einer mangelhaften Tätigkeit der Lymphe kommen die Gittertapes ebenso zum Einsatz wie bei Fibromyalgie, diversen Erkrankungen der Gelenke, bei Störungen des Stoffwechselsystems, Erkältungen und Zahnschmerzen, aber auch bei Blockaden des vegetativen Nervensystems, Allergien sowie bei Kopfschmerzen und Migräne. Schmerzen und Einschränkungen in den Knien, in der Hüfte oder am Rücken können durch das Aufkleben von Crosstapes an den richtigen Stellen gelindert werden, zudem kann die gleiche heilsame Wirkung bei Erkrankungen der Atemwege, wie Asthma und Bronchitis, und bei Entzündungen der Nasennebenhöhlen erzielt werden. Des Weiteren wird die Liste der Anwendungsgebiete der Gitterpflaster erweitert durch Rheuma, generelle Erschöpfung, Schwindel sowie weitere Probleme mit dem Gleichgewicht, Blasenbeschwerden und Erkrankungen der Haut, darunter Ekzeme, Neurodermitis oder Ausschläge. Selbst Beschwerden während der Menstruation und der Wechseljahre erfahren Linderung durch die wundersamen Pflaster mit der Gitterstruktur.

Die Energieleitbahnen, die vor allem in der Traditionellen Chinesischen Medizin thematisiert werden, werden durch die Anwendung der klebenden Pflaster nicht nur aktiviert, sondern auch von Blockaden befreit, sodass hier die Energie wieder frei durch den gesamten Körper von Kopf bis Fuß fließen kann. Das wiederum ist die Voraussetzung für eine optimale Funktionstätigkeit des Organismus, die unverzichtbar für die Gesunderhaltung des Menschen ist.

Schmerzen wegkleben: Kontraindikation – Wann Sie auf die Wirkung von Gitterpflastern verzichten sollten

Auch wenn die Anwendung der Crosstapes denkbar einfach ist und so gut wie jeder Mensch diese verkleben kann, sollten Sie dennoch die Kontraindikation für diese Pflaster nicht überlesen. Damit auch wirklich nichts schiefgehen kann, klären Sie zuvor ab, ob die Gittertapes für Ihr konkretes Problem überhaupt eine geeignete Behandlungsmethode darstellen und ob sich auch Ihr Körper in diesem Moment für eine Anwendung eignet. In manchen Kontexten ist es durchaus angebracht, auf den Einsatz der Pflaster zu verzichten und sich auf die Suche nach einem anderen Weg der Heilung zu machen.

Auch wenn Anbieter, die qualitativ hochwertige Crosstapes verkaufen, mit hypoallergenen Eigenschaften des verwendeten Klebers werben und demnach dafür einstehen, dass ihr Produkt besonders sanft und hautfreundlich ist, kann es dennoch vorkommen, dass manche Menschen auf die Gitterpflaster reagieren. Das kann sich in Form von unschönen und manchmal sogar schmerzenden Hautreizungen zeigen. Dies ist wirklich eine sehr seltene Erscheinung, die meist nur bei besonders starken Allergikern auftritt. Dennoch sollten Sie bei einer Rötung oder einem Juckreiz der Haut zügig handeln, indem Sie das Pflaster sofort entfernen und den zuvor beklebten Bereich reinigen. Sollten sich bei Ihnen grundsätzlich schnell Probleme mit der Haut zeigen, weil diese sehr empfindlich ist, ist es besser, wenn Sie zuvor mit einem Arzt abklären, ob Sie die Gitterpflaster bedenkenlos verwenden können.

Zudem ist es von großer Wichtigkeit, dass Sie niemals offene Wunden oder Hautstellen bekleben. Crosstapes sind ausschließlich für die Anwendung auf gesunder Haut geeignet, weshalb auch Bereiche, die zum Beispiel von einer Pilzerkrankung, von Neurodermitis, Sonnenbrand, Schuppenflechte, Pergamenthaut, Erythem oder Entzündungen befallen sind, unter keinen Umständen mit den Pflastern versehen werden sollten. Des Weiteren verbietet es der gesunde Menschenverstand, Körperöffnungen zuzukleben oder diese bei einem kranken Patienten zu verwenden. Menschen, die Tumore haben, die gerade eine Bestrahlung oder Chemotherapie durchmachen, mit entzündeten Venen, Krampfadern, Hämatomen oder Thrombosen zu kämpfen haben, befinden sich grundsätzlich in einem eher ungeeigneten Allgemeinzustand, der nicht für die Anwendung von Gitterpflastern ratsam ist.

In der Regel können die kleinen klebenden Gewebe bei jedem Menschen eingesetzt werden, sogar bei Babys. Dennoch sollten vor allem schwangere Frauen besondere Vorsicht walten lassen, da manche Punkte auf der Haut, die durch die Tapes stimuliert werden, Wehen auslösen können. Diese befinden sich an den Unterschenkeln und um den Bereich des Bauchnabels herum.

Checkliste:

Kontraindikation

- Bei Allergien
- Diverse Hautirritationen, wie leichte bis schwere Reizungen, Rötungen, Entzündungen, Juckreiz oder Schmerzen
- Bei offenen Wunden
- Bei erkrankter Haut, wie Pilzerkrankungen, Neurodermitis, Sonnenbrand, Schuppenflechte, Pergamenthaut, Erythem oder Entzündungen
- Bei einem Menschen, der sich in einem schlechten Allgemeinzustand befindet
- Bei Tumoren, Bestrahlung oder Chemotherapie, entzündeten Venen, Krampfadern, Hämatomen oder Thrombosen
- Besondere Vorsicht bei Schwangeren

Verfolgen Sie zudem stets diese **goldene Regel**:
Wann immer Sie sich nicht sicher sind, ob eine Anwendung der Gitterpflaster ratsam ist, holen Sie sich sicherheitshalber lieber den medizinischen Rat eines Arztes ein. Gehen Sie lieber auf Nummer sicher, denn dann können Sie bedenkenlos mit der Anwendung fortfahren.

Crosstaping: Über die Wirkung von Gitterpflastern

Crosstapes sind auf den ersten Blick wahrlich ein Mysterium: Wie kann es sein, dass diese kleinen Pflaster einen so großen Einfluss auf den Organismus nehmen und das ganz ohne den Einsatz von Wirkstoffen? Um zu verstehen, wie die klebenden Gitter wirken, müssen wir erst einmal begreifen, wie der Körper eigentlich funktioniert, das heißt, wie überhaupt die schmerzhaften Blockaden und Störungen, die wir zu behandeln versuchen, entstehen.

Wie muskuläre Verspannungen und Schmerzen im Körper entstehen: von Muskeln, Triggerpunkten und Faszien

Der Aufbau von Muskeln

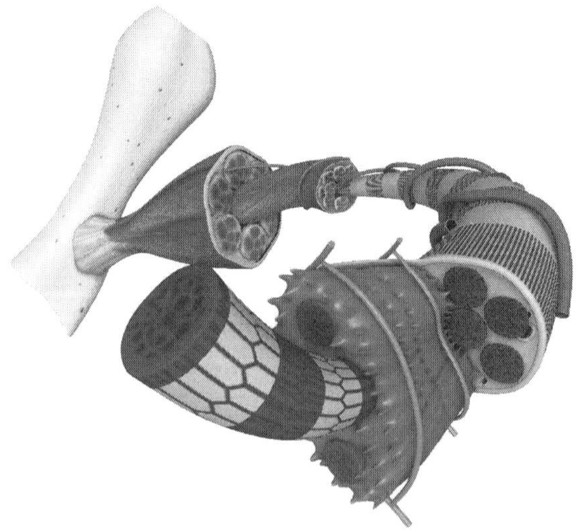

Muskeln sind folgendermaßen aufgebaut: Sie bestehen aus mehreren Muskelfaserbündeln, die durch Bindegewebe umhüllt und zusammengehalten werden. Durch Sehnen sind diese mit den Knochen verbunden. Jedes einzelne Muskelfaserbündel setzt sich wiederum aus einer Vielzahl von noch mehr Muskelfasern zusammen, die wiederum aus noch kleineren Zellverbunden, den Myofibrillen, zusammengesetzt sind. Diese entstehen durch eine Aneinanderreihung von Sarkomeren, welche die kleinste bewegliche Einheit des Muskels darstellen.

Die Entstehung von Verspannungen

Wann immer der Mensch nun eine Bewegung durchführt, ziehen sich diese Einheiten entweder zusammen oder sie dehnen sich auseinander. Es findet also je nach Bewegungsart eine Muskelverkürzung oder eine -verlängerung statt.

Es kann jedoch vorkommen, dass sich die beschriebenen kleinen Muskelstränge nicht mehr verschieben, also weder verkürzen noch verlängern, weil sie unter einer zu starken Belastung, unter Fehlhaltungen, einer Überdehnung oder einer einseitigen Belastung gelitten haben. Dadurch sind die kleinsten Einheiten des Muskels, die Sarkomere, nicht länger flexibel und geschmeidig, sondern stattdessen verhärtet und unnachgiebig. Dies bezeichnen wir als „Verspannung".

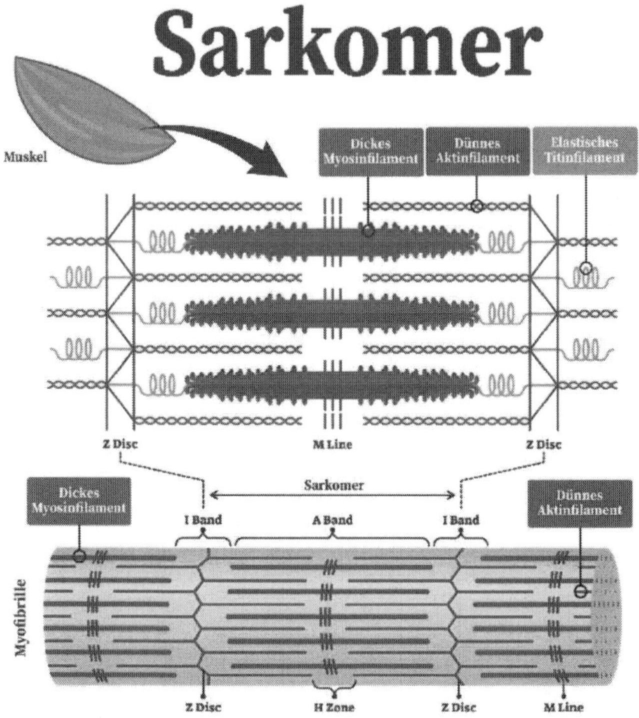

Häufig kann diese sogar in Form von Verhärtungen erspürt werden. Die muskulären Verspannungen verursachen eine Quetschung der umliegenden

Blutgefäße und Gewebe, wodurch der betroffene Bereich nicht mehr richtig durchblutet werden kann. So entsteht ein sogenannter Schmerzpunkt. Das Resultat, das sich daraus ergibt, ist eine Blockade, die schmerzhaft ist und sich nicht von allein wieder auflösen kann.

Triggerpunkte

Diese Schmerzpunkte werden auch als **Triggerpunkte** bezeichnet. Die häufigste Form dieser Punkte, die wir uns hier in diesem Buch anschauen wollen, sind die myofaszialen Triggerpunkte, die im Muskelgewebe zu finden sind. „Myofaszial" bedeutet hier so viel wie „die Muskeln und Faszien betreffend". Des Weiteren können Schmerzpunkte aber auch in der Knochenhaut, in Sehnen und Bändern sowie im Unterhautbindegewebe lokalisiert werden.

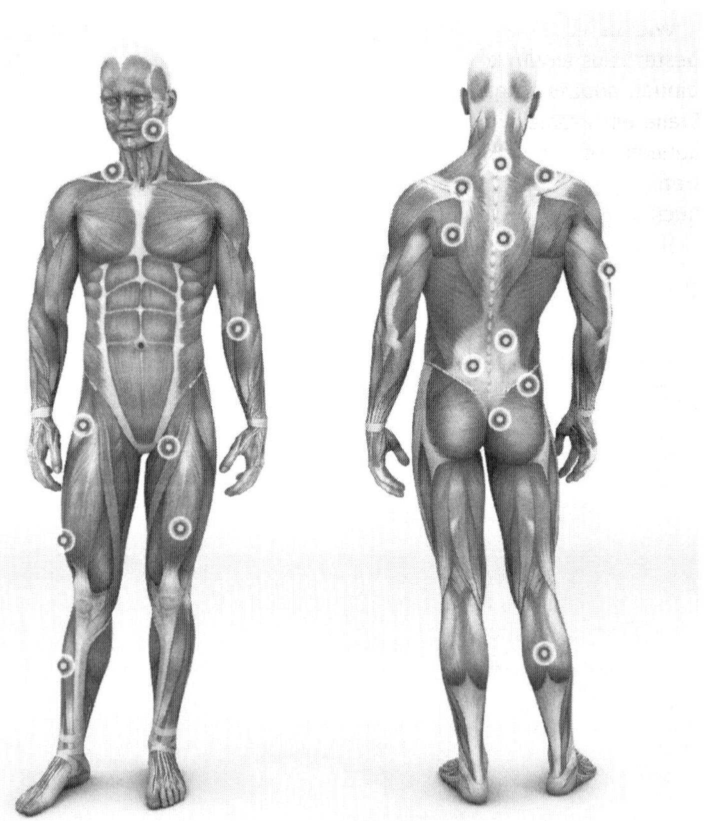

Genauer betrachtet bestehen Triggerpunkte aus einem Bündel von dauerhaft angespannten Muskelfasern, die mit der Bezeichnung „Hartspannstrang“ versehen wurden. Sie können als Knubbel oder Knoten ertastet werden. Drückt man auf diesen, erzeugt das je nach Intensität mehr oder weniger starke Schmerzen bei dem jeweiligen Menschen. Das Besondere bei Triggerpunkten ist, dass sie nicht nur für ein unangenehmes Gefühl direkt auf der Stelle des Knubbels sorgen, sondern auch Schmerzen in ganz anderen Bereichen des Körpers verursachen können. Dieses Phänomen bezeichnet man als *Schmerzübertragung*. Deshalb können Schmerzpunkte im Nacken- und Schulterbereich ebenso für Kopfschmerzen verantwortlich sein. Bei der Übertragung der Schmerzen wird ein Erregungsstrom vom Triggerpunkt aus über das zentrale Nervensystem entlang des Rückenmarkes geleitet, sodass Nervenzellen gereizt werden können, die fernab des ursprünglichen schmerzhaften Knubbels liegen.

Wie Sie erkennen können, ist der Körper als eine Einheit anzusehen. Er besteht aus einem komplexen Netzwerk, das alle Bereiche miteinander verbindet, sodass nichts isoliert betrachtet werden kann. Tritt also an einer Stelle ein Problem auf, so hat dies automatisch und unweigerlich Auswirkungen auf den gesamten Körper. Dass der Organismus ein umfangreiches Geflecht aus diversen Zellen, Geweben und Leitbahnen ist, wird uns jedoch auch noch einmal durch die sogenannten **Faszien** bewusst.

Faszien

Wenn von Faszien die Sprache ist, sind reißfeste Bündel von einzelnen Fasern gemeint, die das sich über den gesamten Körper erstreckende Netz des Bindegewebes ausbilden. Die einzelnen Stränge sind mit etwa zwei Millimetern im Durchschnitt wahnsinnig klein und dennoch besitzen sie eine unglaubliche Zugkraft von mehr als 60 Kilogramm. Die Bezeichnung Faszie kommt aus dem lateinischen „fascia“, was mit „Verbund“, „Verbinden“ und „Bündel“ übersetzt werden kann. Die Faszien umgeben alle Muskeln und sogar Organe unseres Körpers. Sie verbinden jeden Bereich mit allen anderen und verknüpfen somit die einzelnen Stellen miteinander. Erst durch dieses Gewebenetz ist es dem Menschen möglich, seinen Körper so flexibel und beweglich zu gebrauchen, ohne dass es an einer Stelle harkt oder er bricht – das ist der Zustand, in dem sich ein gesunder Mensch befindet. Die Faszien passen sich demnach in jedem einzelnen Augenblick den Bewegungsmustern des Körpers an. Sie können, vereinfacht gesagt, immer dort angetroffen werden, wo auch Muskeln sind, denn Faszien hüllen sie ein, straffen sie und schützen sie somit. Zudem sind sie ein wichtiger Bestandteil bei der Funktionsweise der Muskeln, denn im Idealfall nimmt das Bindegewebe den Muskeln sehr viel Arbeit ab: Grundsätzlich arbeiten 80 Prozent der Faszien des gesamten Körpers, während ein bestimmtes Bewegungsmuster ausgeführt wird, selbst wenn es nur das Aufheben eines Gegenstandes vom Boden ist – beeindruckend, nicht wahr?

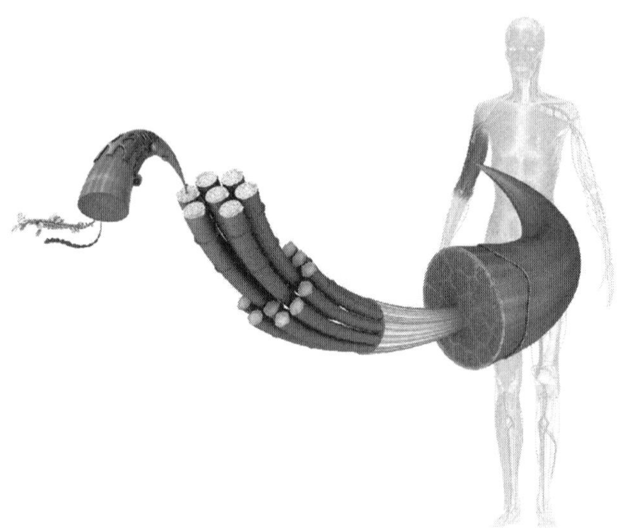

Leider entstehen durch die falschen Bewegungsmuster auch Probleme innerhalb des Bindegewebes. Lassen Sie uns betrachten, wie dies zu starken Schmerzen führen kann.

Wie falsche Bewegungsmuster Schmerzen verursachen

Sie kennen bestimmt die unangenehmen Rückenschmerzen, die Sie eventuell vermehrt haben, wenn Sie über längere Zeit im Büro vor Ihrem Computer sitzen. Ihre Wirbelsäule in dieser sitzenden Körperhaltung ist gekrümmt, Ihr Oberkörper ist etwas nach vorne gebeugt und Ihre Arme sowie Hände befinden sich über einen langen Zeitraum hinweg vor Ihnen und tun nicht mehr, als beständig auf der Tastatur herumzuwirbeln. Das ist das Muster, das Sie Tag für Tag für viele Stunden ausführen. Doch Ihr Körper ist für ein deutlich größeres Bewegungsspektrum eingerichtet: Statt dem ständigen Sitzen und dem damit einhergehenden Mangel an Bewegung wurde er dafür geschaffen, den größten Teil des Tages zu gehen, zu laufen und sich in alle erdenklichen Richtungen zu strecken, zu recken und zu dehnen. Kein Wunder also, dass sich so viele Menschen, die einer überwiegend sitzenden beziehungsweise eintönigen Tätigkeit nachgehen, über Schmerzen beklagen.

Die Bewegungen, die wir tagtäglich ausführen, haben einen großen Einfluss auf die Gesundheit unseres Bewegungsapparates. Da bei jeder ausgeführten Bewegung, und ist sie noch so minimal, stets eine große Anzahl an Muskeln und Faszien beteiligt sind, liegt hier leider auch ein großes Potential für Verspannungen und damit für Schmerzen. Wenn also ein Mensch immer wieder die gleichen einseitigen Bewegungen ausführt, verkürzen sich automatisch seine Muskeln und somit auch die Faszien. Wenn wir uns noch einmal dem oben genannten Beispiel mit den Rückenschmerzen widmen, die aufgrund des langen und gekrümmten Sitzens vor dem Computer entstanden sind, werden Sie nach einer Weile feststellen müssen, dass sich Ihr Gewebe im Brustbereich verkürzt hat, da Sie es durch das Vorbeugen nicht länger ausreichend dehnen. Gleichzeitig werden die Muskeln und Faszien im Rücken dauerhaft in einer gestreckten Haltung fixiert, was für Spannungen sorgt. Das Problem ist jedoch, dass eine aufrechte Körperhaltung die Schmerzen leider nicht beseitigen wird. Das kommt dadurch, weil Ihre Rückenstrecker die verkürzten Muskeln im Brustbereich durch noch stärkeres Strecken ausgleichen müssen, wenn Sie sich aufrichten, was wiederum noch stärkere Spannungen nach sich zieht. Die daraufhin entstehenden Schmerzen sind die logische Folge und leider nicht vermeidbar, solange sich das Bewegungsmuster nicht ändert.

Schmerzen: gemeiner Übeltäter oder notwendiges Alarmsignal?

Viele Menschen sind der Meinung, dass der Körper Ihnen etwas Böses will, wenn er Ihnen Schmerzen bereitet. Deshalb gehen Sie zum Arzt, machen eine spezielle Therapie oder nehmen Medikamente, um dieses sehr unangenehme Gefühl endgültig aus Ihrem Leben zu verbannen. Doch das Problem liegt nicht im Schmerz an sich, sondern dieser ist lediglich das Symptom. Wenn Sie wirklich eine Verbesserung Ihrer Beschwerden erreichen wollen, müssen Sie die Ursache für diese beheben.

Der Schmerz wird häufig als der gnadenlose Übeltäter dargestellt, der einem das Leben schwer macht. Doch was wäre, wenn Sie ihn nicht länger als einen solchen sehen, sondern vielmehr als ein *Alarmsignal* Ihres Körpers, das Ihnen sagen will, dass etwas nicht stimmt?

Schmerzen entstehen durch Spannungen, die über die Rezeptoren und die feinen Nervenzellen des Körpers über das Rückenmark an das Gehirn weitergeleitet werden. Wenn dieses die Spannungen als übermäßig hoch einstuft, wird ein Schmerzsignal erzeugt, das den Körper vor möglichen Konsequenzen warnen soll. Wenn Sie also zum Beispiel eine heiße Herdplatte anfassen, sendet Ihr Körper den Schmerz als ein Signal, damit Sie die Hand von der Hitze wegziehen. Würden Sie dies nicht tun, weil Sie kein unangenehmes Gefühl verspürt hätten, was Sie zu der schnellen Reaktion veranlasst hätte, müssten Sie mit schweren Konsequenzen rechnen: einer verbrannten Hand.

Nun ist es leichter verständlich, dass unser Körper uns nichts Böses will, wenn wir Schmerzen haben. Es ist vielmehr das Gegenteil davon, denn er will uns vor Schlimmerem bewahren. Wenn Sie also Schmerzen empfinden, nehmen Sie diese künftig als ein Alarmsignal und ein Zeichen war, dass Sie etwas an Ihren Bewegungsmustern ändern sollten.

Hier kommen die Gitterpflaster ins Spiel. Sie sind eine von vielen Möglichkeiten, Triggerpunkte und anderes schmerzendes Gewebe zu entlasten. Nachdem Sie nun einen Einblick in die Entstehung von Schmerzen und Blockaden erhalten haben, schauen wir uns einmal an, was genau passiert, wenn die Crosstapes auf die entsprechenden Stellen aufgeklebt werden.

Gitterpflaster: Heilsame Wirkung ganz ohne Wirkstoff?

Wie bereits erwähnt, enthalten Gittertapes keinerlei Wirkstoffe, die eine Linderung von diversen Beschwerden versprechen würden. Es ist allein die Beschaffenheit des Pflasters, die den positiven Effekt auf den Körper ausübt. Die Form des Gitters ist schließlich nicht einfach so gewählt worden, denn bei dem Aufkleben auf die Haut wird diese minimal bewegt, wobei immer eine minimale Entlastung in den Löchern des Gitters entsteht.

Die Haut – die Brücke zwischen Innen und Außen

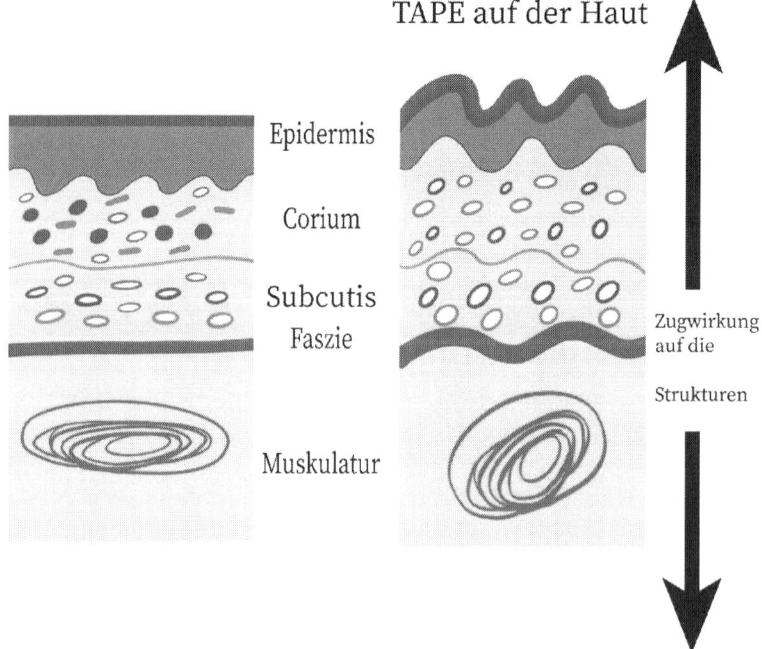

Das größte Organ des Körpers ist mit abertausenden von Rezeptoren ausgestattet, die wie „Fühler“ die Reize aus der Umgebung aufnehmen und weiterleiten. So ist es uns möglich, wahrzunehmen, welche Bedingungen außerhalb des Körpers vorherrschen, zum Beispiel, ob es kalt oder warm ist oder ob uns jemand oder etwas berührt. Doch diese Rezeptoren fühlen auch nach innen und zeigen somit zum Beispiel Entspannung, aber auch Stress, Angst und Nervosität an. Sie kennen das sicher von sich selbst, wenn Sie beispielsweise erröten oder ganz blass werden, während Sie ein unangenehmes Gespräch mit einem anderen Menschen haben. Die Antworten der Haut auf die wahrgenommenen Reize erscheinen durch Reaktionen wie Rötungen, Schwitzen, Gänsehaut, Entzündungen oder andere Veränderungen. Es gibt jedoch nicht nur negative, sondern auch positive Einflüsse, die eine wohltuende Reaktion der Haut hervorrufen. Dazu zählen die sogenannten *Entlastungsreize*, wie sie auch durch Gitterpflaster entstehen.

Die feinen Veränderungen, die durch das Aufkleben des Gitterpflasters auf der Haut entstehen, senden Reizsignale über die Nervenzellen in den gesamten Körper. Auch wenn wir glauben, dass diese nicht sehr stark sein können, sind sie dennoch deutlich genug, um die Mikrozirkulation und die punktuelle Durchblutung anzukurbeln, Entzündungen zu heilen, Schmerzen zu lindern, Blockaden zu lösen, Verspannungen zu lockern und damit die Energien im Organismus letztendlich wieder anzuregen. Das Pflaster entlastet die Haut durch sein stabiles, nicht elastisches Gewebe, wodurch es zu mikroskopisch kleinen Stimulierungen, Anpassungen und Verschiebungen kommt, die mit einer subtilen, punktuellen Massage verglichen werden könnten. Diese entsteht immer dann, wenn sich der Anwender bewegt, wobei auch die leichteste Veränderung der Körperposition ausreicht. Dadurch geschieht die minimale Entlastung in den Hohlräumen des gitterartigen Pflasters den gesamten Tag über tausende Male. Die Wirkung kann so tief in das Gewebe eindringen und über einen längeren Zeitraum hinweg aufrechterhalten werden. Das Resultat ist, dass die kleinen Einheiten der Muskeln, die Sarkomere, von denen wir bereits gesprochen haben, nicht länger verkrampft sind, sondern sich wieder flexibel verschieben können. Somit werden auch die umliegenden Blutgefäße nicht mehr gequetscht, der Triggerpunkt löst sich auf und er tut nicht mehr länger weh.

Die Wirkung des Gittertapes tritt also durch die Zusammenarbeit des Pflasters mit der Haut ein. Der Entlastungsreiz wirkt sich positiv auf die Haut, aber auch auf die unteren Hautschichten aus, denn der Effekt reicht bis tief in den Körper hinein. So können Blockaden gelöst und Verspannungen entfernt werden.

Exkurs:

Akupunktur und Gitterpflaster im Vergleich

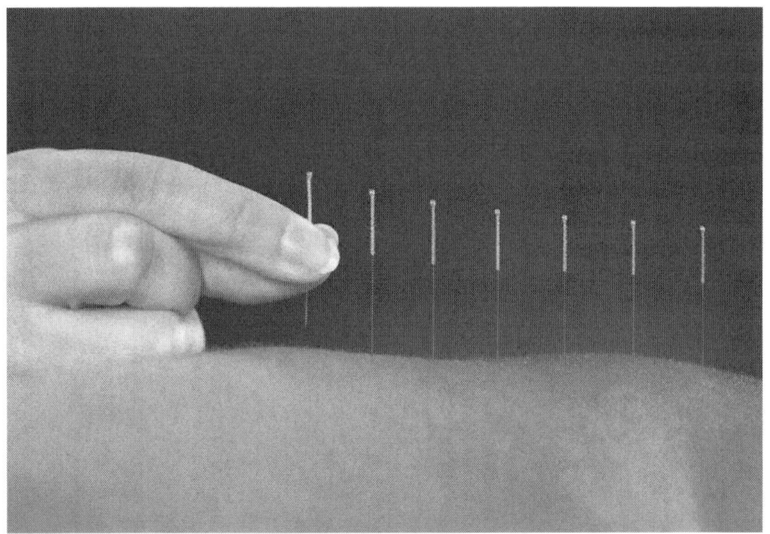

Die Wirkung der Gitterpflaster ähnelt der *Akupunktur*. Diese Heilmethoden sind eng miteinander verwandt, denn sie finden beide ihren Ursprung in der Traditionellen Chinesischen Medizin, womit sie den gleichen Ansatz verfolgen. Die Akupunktur ist im Gegensatz zu den Crosstapes invasiver, da hier kleine Nadeln verwendet werden, die in die Haut gestochen werden. Durch die feinen Bewegungen der Muskeln sowie durch bestimmte Techniken des Drehens und Ziehens dieser Nadeln werden die tieferen Gewebsschichten stimuliert, wodurch sich Verspannungen auflösen und letztendlich die Selbstheilungskräfte des Körpers angeregt werden. Durch den Gebrauch der Nadeln jedoch ist bei der Akupunktur spezielles Fachwissen vonnöten, weshalb auch diese Heilmethode nicht für die Selbstanwendung geeignet ist. Die Gitterpflaster wirken auf die gleiche Weise, nur mit dem Unterschied, dass sie sanfter, von der obersten Hautschicht aus, agieren: Während bei der Akupunktur der Heilungsreiz durch die Nadeln gesetzt wird, geschieht dies bei den Crosstapes über das Bekleben der Haut.

Mikroentlastung durch das Anheben der Haut

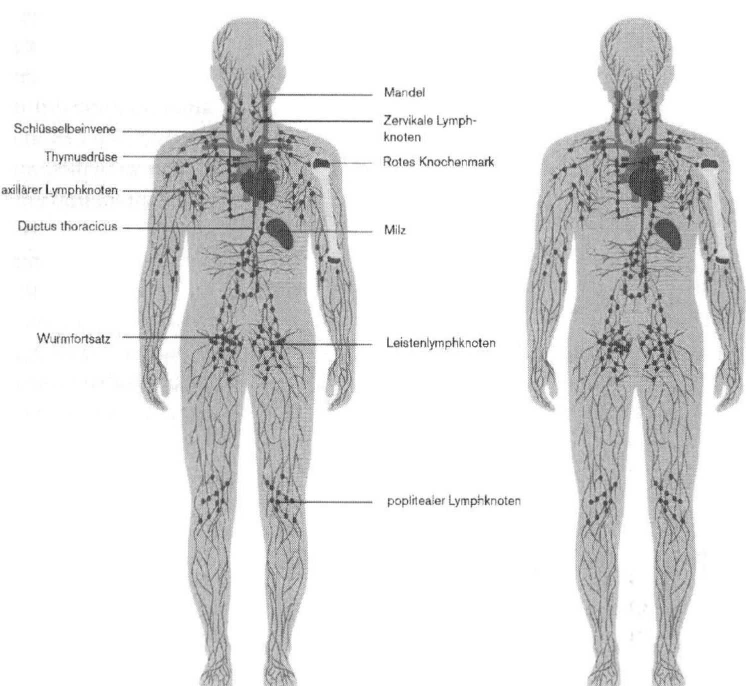

Während des Tragens eines Gitterpflasters wird die Haut bei sämtlichen Körperbewegungen hin- und hergeschoben, wobei die Netzstruktur bewirkt, dass die obere Hautschicht zwischen den einzelnen Gittern, also in den Hohlräumen, leicht angehoben wird. Dies überträgt sich auch auf die tieferen Gewebsschichten, also die Lederhaut, Unterhaut, die Faszien und die komplette Muskulatur, sodass sämtliche Gefäße und Venen geöffnet werden und mehr Raum erhalten. Diese Sogwirkung, die das Gitterpflaster auf die Haut ausübt, verändert gleichzeitig die Sensorik des betroffenen Gewebes inklusive der Rezeptoren, aber auch die darunterliegenden Körperbereiche. Das stagnierte Blut und die Lymphflüssigkeit können wieder frei fließen, sodass alle Bereiche des Körpers mit wichtigen Nährstoffen versorgt werden und gleichzeitig die Abfallprodukte des Stoffwechsels wieder abtransportiert werden können. Das unterstützt das betroffene Gewebe in seiner Funktionsweise, wodurch seine Flexibilität und seine Leistungsfähigkeit nicht nur wiederhergestellt, sondern sogar verbessert werden können. Präziser ausgedrückt: Das Crosstape gibt den Muskelzellen durch die Durchblutungsförderung und Aktivierung auf sanfte Weise den Ansporn, von ihrem ursprünglich gewohnten Verhaltensmuster abzuweichen. Die durch die Mikroentlastung entstehende Entspannung hingegen fördert wiederum das Erlernen neuer, schmerzfreier Verhaltensmuster der Muskelzellen. Das Crosstape regt also zu einer Neustrukturierung an.

Das **lymphatische System** ist ein sehr wichtiger Bestandteil des Körpers. Es erstreckt sich über den gesamten Organismus und transportiert die sogenannte Lymphflüssigkeit. Diese sorgt für die Versorgung des Körpers mit wichtigen Fetten und Nährstoffen sowie für den Abtransport von abgestorbenen Zellen, überschüssigen Produkten und anderen Fremdkörpern, wie Viren oder Bakterien – wenn diese nicht aus dem Körper geleitet werden können, werden wir krank. Das Lymphsystem gehört zum Immunsystem und dessen Funktionalität ist demnach essentiell für die Gesundheit eines Menschen.

Im Gegensatz zu einer Ausübung von Druck auf einen Triggerpunkt, was zu einem Auspressen der Gefäße führt, sorgt das Gittertape für eine leichte Massage, die bei jeder Bewegung die Haut wellenartig anhebt und verschiebt. Das Gewebe wird abwechselnd geschröpft und wieder gedehnt – es kann mit einer pumpenartigen Technik verglichen werden. Dieser Effekt fördert letztendlich den Flüssigkeitsaustausch im gesamten Organismus. Das nimmt einerseits den Schmerz und andererseits aktiviert es das betroffene Areal.

Exkurs:
Schröpfen

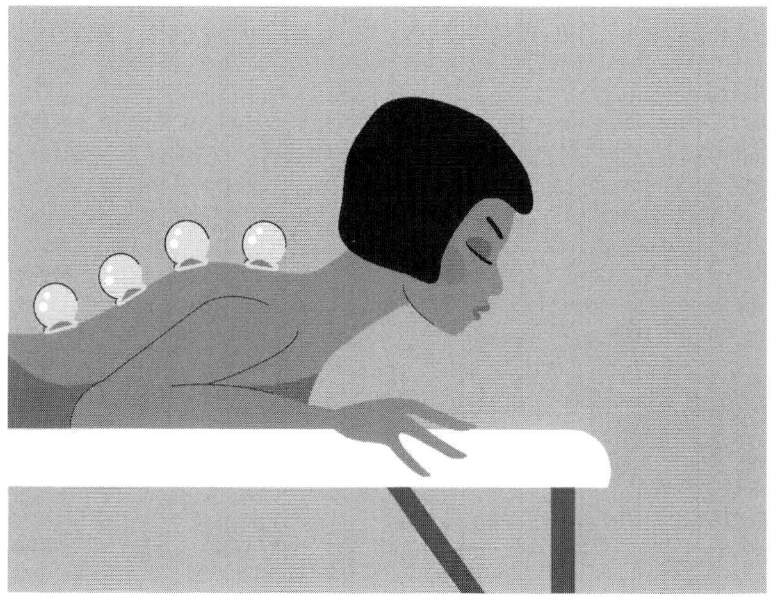

Der beschriebene Effekt des Anhebens der Haut, was für eine Entlastung des Gewebes sorgt, ist beim Gitterpflaster ähnlich wie bei der Technik des Schröpfens. Diese Heilmethode stammt ebenso aus der Traditionellen Chinesischen Medizin und sie stellt ein Verfahren zur Ausleitung von schädlichen Stoffen und Stoffwechselprodukten aus dem Körper dar.

Beim Schröpfen werden kleine Gefäße, die meistens aus Glas oder Plastik bestehen, so am Körper angebracht, dass sie sich durch Unterdruck an der Haut festsaugen. Durch das erzeugte Vakuum werden die Hautschichten angehoben, wodurch in den tieferliegenden Gewebsschichten Platz geschaffen wird. Das Bindegewebe wird massiert und Verhärtungen der Muskeln werden bearbeitet. Das Prozedere erzeugt eine gewollte, künstliche Entzündungsreaktion, bei der es zu Rötungen, Erwärmung und Schwellungen kommen kann, die meist kurzzeitig blaue Flecken hinterlassen. Dadurch soll der Lymphfluss in Bewegung versetzt werden, wodurch krankheitserregende Substanzen den Körper endlich verlassen können. Dem Schröpfen werden positive Effekte bei diversen Beschwerden nachgesagt, darunter Hexenschuss, Kopfschmerzen, Verdauungsbeschwerden und andere.

Die drei zentralen Effekte der Gitterpflaster auf einen Blick

Die Reduktion von Schmerzen

Wie bereits beschrieben, hebt das aufgeklebte Gittertape die Oberhaut leicht an und entspannt damit gleichzeitig die darunterliegende Lederhaut. Die Mikroentlastung entfernt den Druck, der auf den tieferen Schichten des Gewebes liegt, und ermöglicht somit die Zufuhr von Nährstoffen und Sauerstoff. Sämtliche Flüssigkeiten, wie Blut und die Lymphflüssigkeit, können wieder fließen. Damit wird die Leistungsfähigkeit der betroffenen Körperstelle wiederhergestellt und der Schmerz wird reduziert.

Zudem wirkt das Pflaster wie eine entspannende Massage auf die vorhandenen Schmerzpunkte, da bei jeder noch so dezenten Bewegung diverse Schichten aufeinander reiben. Dabei verschieben sich die Muskeln und Faszien hin und her, was Spannungen löst. Je freier und geschmeidiger sie aneinander vorbeigleiten können, desto angenehmer und schmerzfreier ist auch der Effekt.

Die Reduktion von Schwellungen

Auch bei Schwellungen können Gittertapes eingesetzt werden, da sie wie eine äußerst sanfte Lymphdrainage wirken.

Der reflektorische Effekt

Keineswegs bleibt die heilsame Wirkung der kleinen klebenden Pflaster mit der Netzstruktur auf einen lokalen Punkt beschränkt, denn sie breitet sich direkt und indirekt auf den gesamten Organismus aus. Das liegt an dem reflektorischen Phänomen, das besagt, dass der Körper sogenannte **Reflexzonen** an der Hautoberfläche aufweist, die in einer engen Verbindung zu den inneren Organen stehen. So kann die Behandlung dieser Zonen dazu führen, dass die damit über die Nervenzentren verbundenen Körperbereiche ebenso geheilt werden, obwohl diese sich an einem ganz anderen Ort befinden können. *Der reflektorische Effekt besagt also, dass die Stimulierung bestimmter Bereiche auf der Haut einen positiven Effekt auf die damit verknüpften Schmerzpunkte haben können, obwohl diese fernab der behandelten Stelle liegen.*

Die Bearbeitung der speziellen Reflexzonen wird zu den Regulationstherapien gezählt und findet heutzutage bei vielen Ärzten, Heilpraktikern, Physiotherapeuten und Masseuren ihren Einsatz. Es ist ein bereits sehr altes Konzept, das nicht nur die Römer und Inkas überzeugte, sondern auch im asiatischen Raum seit jeher vertreten wird.

Exkurs:
Die Reflexzonen des Körpers

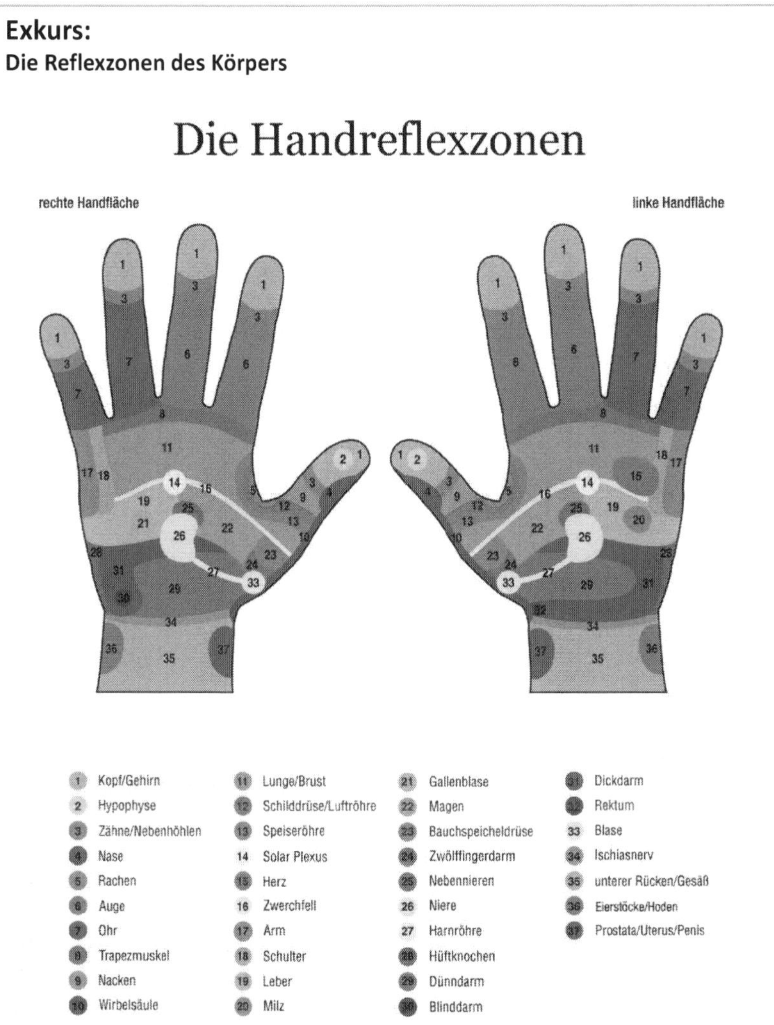

Die Reflexzonen verteilen sich über den gesamten Körper. Die bekanntesten sind die an den Füßen, doch darüber hinaus existieren sie zum Beispiel an den Händen, den Ohren, im Gesicht, auf dem Rücken, auf der Brust und im Bereich des Bauches.

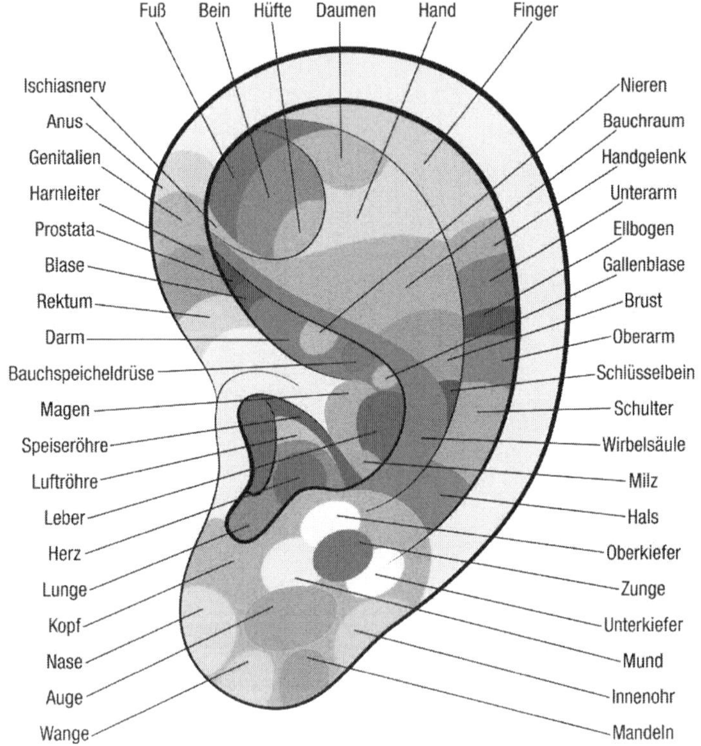

Die Reflexzonen spiegeln den gesamten menschlichen Organismus wider, weshalb sie auch als eine Art Landkarte bezeichnet werden könnten. Alle Organe sind beispielsweise auch an den Füßen zu finden, da sie dort mit bestimmten Reflexpunkten verknüpft sind. Bei der Fußreflexzonenmassage wird zwar lediglich der Fuß massiert, jedoch nimmt der Masseur über die Verbindung der jeweiligen Zone mit dem restlichen Körper Einfluss auf Problembereiche, die sich ganz woanders befinden. Ebenso verhält es sich mit den anderen Reflexzonen am Körper. Dadurch können Organe wie Nieren, Magen oder Leber angeregt, Atemwegserkrankungen behandelt, Herz-Kreislauf-Beschwerden gemindert, Entzündungen behoben und viele andere Beschwerden gelindert werden, und das allein durch die Massage spezieller Zonen auf der Körperoberfläche.

Die Fußreflexzonen

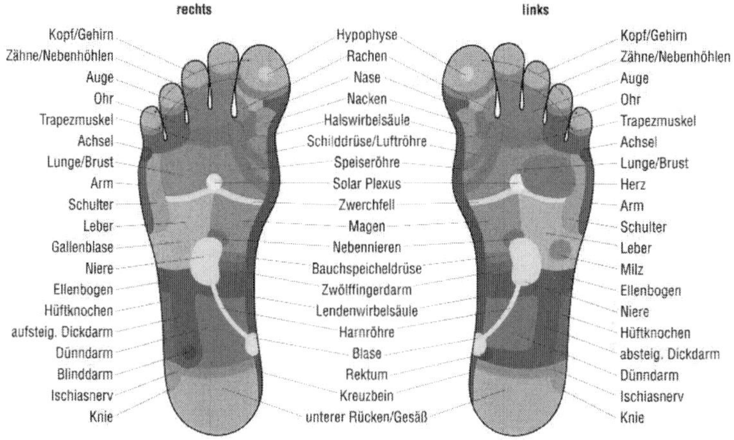

Die Einteilung in bestimmte Hautabschnitte ermöglicht es, dass die Gitterpflaster nicht nur einen lokalen Schmerzpunkt erreichen, sondern auch die mit der Hautstelle verknüpften inneren Organe. Den gleichen Ansatz vertritt übrigens auch die Traditionelle Chinesische Medizin mit ihren Akupunktur- und Akupressurpunkten – das werden wir uns jedoch im nächsten Kapitel genauer anschauen.

Hintergrund: Die Traditionelle Chinesische Medizin

So stehen Akupunktur und Akupressur mit dem Einsatz von Gitterpflastern in Verbindung

Die Traditionelle Chinesische Medizin ist jene Lehre aus dem ostasiatischen Raum, auf der die Wirkungsweise der Gitterpflaster basiert. Die uralten Prinzipien, die die Grundbausteine der Gesundheit des Menschen sowie die Wiederherstellung und Erhaltung dieser beschreiben, haben sich bereits Jahrtausende über bewährt. Unzählige Techniken und Heilmethoden, die bis zum heutigen Tag angewendet werden und die für das Wohlergehen sehr vieler Menschen sorgten und immer noch sorgen, entstanden aus der Lehre der Traditionellen Chinesischen Medizin. Dazu zählen unter anderem die Akupunktur und ihre nahe Verwandte, die Akupressur. Diese ganzheitlichen Methoden zur Gesunderhaltung des Körpers, des Geistes und der Seele brachten schlussendlich die Gitterpflaster hervor, die jeder Mensch, der sich etwas Gutes tun möchte, benutzen kann. Diese kleinen klebenden Tapes vereinen die wichtigsten Ansätze und Prinzipien der Traditionellen Chinesischen Medizin in Form eines Pflasters mit einer Netzstruktur. Das gesamte Heilkonzept dieser bedeutenden Lehre aus dem ostasiatischen Raum basiert auf einer ganzheitlichen Betrachtungsweise des Menschen, der in Interaktion mit sich selbst und seiner Umwelt steht. Welche Ansätze das genau sind und wie diese durch die Gitterpflaster zum Wirken kommen, erfahren Sie in diesem Kapitel.

Die Grundlagen der Traditionellen Chinesischen Medizin

Großartige Heilerfolge seit tausenden von Jahren

Die Traditionelle Chinesische Medizin beschreibt die Theorie und Praxis der Heilkunde jener Medizin des ostasiatischen Raumes, die bereits seit Jahrtausenden besteht. Die Zeit der genauen Entstehung wird von Experten unterschiedlich geschätzt, wobei manche davon sprechen, dass die Lehre vor über 2000 Jahren entstand, während andere von mehr als 6000 Jahren sprechen. Doch egal, wie lange die Traditionelle Chinesische Medizin nun schon besteht: Diese Heilkunde hatte auf jeden Fall genügend Zeit, um sich zu beweisen. Etwas, das bereits so lange existiert, so viele Entwicklungsstufen der Menschheit begleitet und die Prüfungen der Zeit mit Bravour bestanden hat, kann wahrlich von sich behaupten, nicht nur beständig und kontinuierlich zu sein, sondern eben auch die Funktionsweise des Menschen bis auf den Grund verstanden zu haben.

Auch wenn die zunehmende Entwicklung der Gesellschaft in der Mitte des 19. Jahrhunderts zunächst die alten Lehren aus China zurückdrängte, konnten sie nie ganz unterdrückt werden. Die damals neu etablierten Herangehensweisen an die Behandlung von Krankheiten basieren auf dem rasanten Wachstum der Technik und Wissenschaft und bildeten den Ursprung der noch heute auf der ganzen Welt vertretenen westlichen Schulmedizin. Diese setzte sich aufgrund ihrer Erfolge durch, weshalb die uralte Heilkunde in den Hintergrund rückte.

Doch bereits ein Jahrhundert später flackerte das Interesse an der Traditionellen Chinesischen Medizin wieder auf, da die Menschen erkannten, dass die Behandlungen nach westlichem Standard nicht fehlerfrei sind, sondern auch ihre Grenzen haben. Seit etwa 1950 verbreitete sich also die Lehre des Fernen Ostens, wie wir sie auch heute noch kennen. Das war vor allem durch die Öffnung der Volksrepublik China in den 70er Jahren möglich, wodurch das wertvolle Wissen der dort heimischen Traditionen in die restliche Welt vorsickern konnte. Hier kann sogar von einem regelrechten Aufschwung gesprochen werden, der sich seither über zahlreiche Länder der Erde erstreckt.

Der Ansatz der Traditionellen Chinesischen Medizin

Die Traditionelle Chinesische Medizin unterscheidet sich von der wissenschaftlichen Betrachtungsweise der westlichen Schulmedizin. Die uralte Lehre kann hingegen als funktionale Forschung bezeichnet werden, da sie die Lebensfunktionen, die Harmonie auf der energetischen Ebene sowie die Ganzheit des Menschen in den Vordergrund rückt. Sie sieht in dem menschlichen Körper mehr als nur das Resultat zusammengesetzter Teile. Er ist ein holistisches Wesen, das in Interaktion mit seiner Umwelt steht und nicht von diesen Systemen getrennt werden kann. In diesem Sinne betrachtet die Traditionelle Chinesische Medizin nicht nur die physischen Aspekte des Menschen, sondern eben auch den Geist. Dementsprechend stellen Krankheiten kein Problem dar, das gesondert von den restlichen Aspekten des Menschen wahrgenommen wird. Vielmehr bildet der Körper mit seinen Organsystemen eine Einheit, die durch sich gegenseitig beeinflussende Energien und dynamische Prozesse gebildet wird.

Gesundheit und Krankheit aus der Sicht der Traditionellen Chinesischen Medizin

Gemäß der Traditionellen Chinesischen Medizin ist alles Energie. Die gesamte Lehre basiert auf der Annahme der Lebensenergie (auch als Chi, Prana oder Qi bekannt), ohne die der Mensch nicht existieren könnte. Unsere Lebensenergie, die durch unseren Körper strömt, bestimmt, ob wir gesund oder eben krank sind. Wenn sie frei fließen und demnach alle Bereiche des Körpers erreichen und mit Energie versorgen kann, erfreut sich der jeweilige Mensch bester Gesundheit. Liegt jedoch eine Störung oder eine Blockade in diesem überlebenswichtigen Kreislauf vor, entsteht durch logische Konsequenz ein gesundheitliches Problem. Die Chinesen sprechen hier von einem Ungleichgewicht zwischen den entgegengesetzten Polen, das zwangsläufig zu einem mehr oder weniger stark ausgeprägten körperlichen oder geistigen Leiden führt. Zusammengefasst kann also gesagt werden, dass, sobald eine Disharmonie in der Zirkulation der Energie im Körper vorliegt, der Betroffene krank wird. Krankheit ist folglich der Ausdruck für eine Störung des Flusses der Lebensenergie.

Methoden der Behandlung: Die fünf Säulen der Traditionellen Chinesischen Medizin

Auf dieser Basis, die sich auf den Fluss der Lebensenergie konzentriert, bauen auch die Methoden der Behandlung von psychischen und physischen Krankheiten auf. Doch bevor sich die Traditionelle Chinesische Medizin an die Linderung der Beschwerden heranwagt, stellt sie zunächst eine **Diagnose**. Dabei soll festgestellt werden, ob und wo ein Ungleichgewicht im Körper vorliegt und an welcher Stelle die Lebensenergie sich anstaut. Das Gutachten basiert im Wesentlichen auf den folgenden vier Vorgehensweisen:

- **Das Orientierungsgespräch**: Ähnlich wie es auch in der westlichen Schulmedizin durchgeführt wird, findet auch in der klassischen chinesischen Heilkunde zunächst eine ausführliche Befragung des Patienten statt (Anamnese; aus dem Altgriechischen; Bedeutung für Gedächtnis oder Erinnerung; es ist die professionelle Erfragung von potenziell medizinisch relevanten Informationen). Dabei wird seine bisherige Krankengeschichte analysiert, seine derzeitigen Beschwerden werden erhoben und sein Ist-Zustand bezüglich seines Schlafverhaltens, seines Appetits, seines Durstes und seiner Ausscheidungen wird notiert.
- **Die Auswertung des Pulses**: Der Puls spielt in der traditionellen Lehre eine besondere Rolle, da aufgrund seiner Qualität ermittelt werden kann, wie es dem Patienten geht. Mehr als 30 verschiedene Arten des Pulses können dabei festgestellt werden, die das Innere des Betroffenen widerspiegeln.

• **Die Zungendiagnostik**: Auch der Zunge wird nachgesagt, ein Spiegelbild der Gesundheit des Menschen zu sein. Demnach gehört es zur Diagnose der Traditionellen Chinesischen Medizin, diesen Bereich hinsichtlich seines Zustandes bezüglich Form, Struktur, Farbe und Belag zu untersuchen. Die Zunge ist übrigens darüber hinaus eine weitere Reflexzone des Körpers, deren einzelne Bereiche den inneren Organen zugeordnet werden können. Stimmt also etwas mit der Zunge nicht, kann der Heilpraktiker zusätzlich Aussagen zu einem Problem im Inneren des Körpers des Patienten treffen.

• **Die Auswertung des Klangs und des Geruchs**: Schlussendlich verlangt die Diagnose nach traditioneller chinesischer Art die Beurteilung des Geruchs und des Klangs der Stimme des Patienten. Diese geben ebenso einen Einblick in den Gesundheitszustand des jeweiligen Menschen. Jemand, der mit schwacher Stimme auftritt und einen unangenehmen Geruch versprüht, kann weder energiegeladen noch vollständig gesund sein.

Hat der Heilpraktiker seine Diagnose abgeschlossen und konnte er das Problem des Patienten identifizieren, so schreitet er zur Behandlung voran. Dabei umfasst die Traditionelle Chinesische Medizin fünf verschiedene Methoden der Therapie zur Linderung von Beschwerden, wobei der Heilpraktiker entweder eine einzelne oder auch mehrere davon verschreiben kann. Diese werden als die sogenannten **„fünf Säulen der Traditionellen Chinesischen Medizin"** bezeichnet und beinhalten die folgenden Punkte:

• **Die 1. Säule – Akupunktur:** Die Akupunktur ist die wohl bekannteste Heiltechnik der Traditionellen Chinesischen Medizin. Was genau dabei geschieht und wie mithilfe der Akupunktur gesundheitliche Erfolge erreicht werden können, werden wir in diesem Kapitel noch genauer untersuchen. Da die Gitterpflaster aus der Akupunktur entstanden sind, können sie zu der ersten Säule hinzugezählt werden.

• **Die 2. Säule – Die Arzneimitteltherapie:** Die Medizinvergabe gemäß der klassischen Gesundheitslehre aus dem ostasiatischen Raum fokussiert sich auf Heilpflanzen und deren Bestandteile, nur in wenigen Fällen bezieht sie auch mineralische Stoffe und tierische Produkte ein. Dabei werden Rezepturen verschrieben, die genau auf die Beschwerden des Patienten, die durch die Diagnose festgestellt wurden, angepasst werden. Das Grundprinzip der chinesischen Arzneimitteltherapie ist dem der Pharmakologie der uns bekannten westlichen Schulmedizin gar nicht so unähnlich. Meistens wird ein komplexer Tee beziehungsweise Arzneimittelsud zusammengestellt, der sich aus den Blüten und Blättern, aber auch aus den Stängeln, Wurzeln und Rinden verschiedenster Heilkräuter zusammensetzt. Darüber hinaus erhält der Erkrankte genaue Informationen über die korrekte Einnahme, die Dauer der Anwendung und die Zubereitung der Arznei.

Jedem Arzneimittel wird dabei ein spezielles Charakteristikum zugeschrieben. Dieses leitet sich einerseits aus der *Geschmacksrichtung*, also salzig, süß, bitter, scharf, sauer, neutral, aromatisch oder adstringierend (zusammenziehend, austrocknend), der ihm zugeordneten *Energieleitbahn* sowie seiner *Temperatur* ab. Gemäß der chinesischen Heilkunde können die Geschmacksrichtungen nicht nur über den Mund und die Nase aufgenommen werden, sondern sie haben auch einen Einfluss auf das vegetative System des Menschen. So wird Salzigem nachgesagt, den Körper auszutrocknen, während Scharfes so richtig einheizt und die Haut öffnen kann. Auch die Temperatur ist entscheidend, da zum Beispiel bei einer Erkältung Arzneien helfen, denen Wärme oder Hitze zugeschrieben wird. Medikamente, die auf den Körper kühlend wirken, würden hingegen die Erkältung nur noch begünstigen.

• **Die 3. Säule – Bewegungstherapie:** In der Traditionellen Chinesischen Medizin wird der Mensch ganzheitlich betrachtet, weshalb nicht nur das von Bedeutung ist, was wir auf und in unserem Körper tun, sondern auch, wie wir ihn nutzen. Der Mensch ist dafür gemacht, sich zu bewegen, weshalb es von großer Wichtigkeit ist, regelmäßige Übungen auszuführen, die die Kraft, Ausdauer, Flexibilität und Balance stärken. In der ostasiatischen Heilkunde erfüllen die Bewegungstherapien *Qigong* (ausgesprochen: „Tschigong“) und Tai-Chi (ausgesprochen: „Tai-tschi“) diese Kriterien. Sie umfassen spezielle Übungen, die genaue Bewegungsabläufe mit Atemtechniken und Koordination miteinander verknüpfen. Dabei entsteht eine Einheit aus bewusster Bewegung, Atmung und der geistigen Präsenz. Das Ziel ist dabei nicht nur die Kräftigung und Reinigung des Körpers, das Kultivieren der inneren Ruhe und die Beseitigung von Spannungen, sondern auch das Auflösen von Blockaden und das Freisetzen der Lebensenergie.

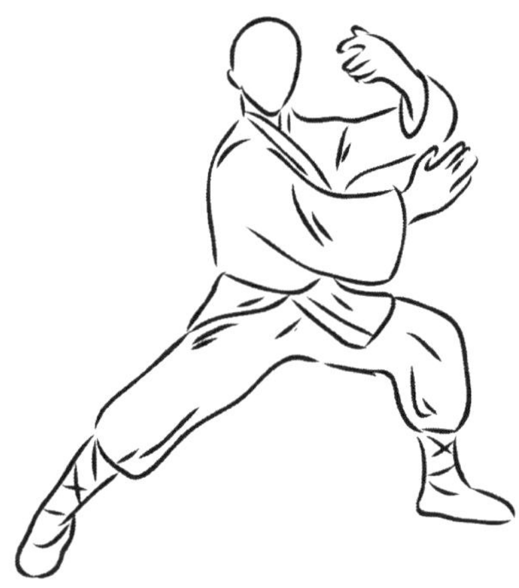

- **Die 4. Säule – Die manuelle Therapie:** Eine weitere Säule der Traditionellen Chinesischen Medizin stellt die manuelle Therapie dar, die die Massage des Körpers beschreibt. Diese wird auch als „Tuina" beschrieben. Mithilfe spezieller Grifftechniken, Kneten, Streichen, Klopfen und Greifen werden energetische Störungen gelöst und die Lebensenergie wird zum Fließen angeregt.
- **Die 5. Säule – Die Ernährung:** Das fünfte und letzte Standbein der Methoden zur Behandlung von Krankheiten in der chinesischen Heilkunde ist die Ernährung. Ähnlich wie die Arzneimittel besitzen auch Nahrungsmittel spezielle Eigenschaften, die die Beschwerden des Patienten entweder lindern oder aber auch intensivieren können. Diese energetische Heilwirkung, von der die Rede ist, geht dabei über die klassischen Angaben der Nährwerte, wie Kohlenhydrate, Eiweiße und Fette, hinaus, denn ihnen werden Auswirkungen auf das vegetative System des Körpers zugeschrieben.

Auch hier geben die *Geschmacksrichtungen* Auskunft darüber, wie das jeweilige Nahrungsmittel wirkt. Joghurt zum Beispiel wird in der Traditionellen Chinesischen Medizin nachgesagt, kühlend zu sein, weshalb er immer dann verzehrt werden sollte, wenn diese Eigenschaft einer Krankheit entgegenwirkt.

Darüber hinaus werden aber auch die *Farbe*, der *Geruch*, die *Temperatur* sowie die *Konsistenz* der Lebensmittel bewertet. Außerdem stehen sie mit den inneren Organen in Verbindung, was genutzt werden kann, um diese zu behandeln. So stimulieren zum Beispiel saure Lebensmittel die Leber, salzige die Nieren, süße die Milz oder scharfe die Lunge.

Auch der Zeitpunkt der Ernte des verzehrten Obstes und Gemüses trägt zu seinem heilenden Einfluss auf den Körper bei. Deshalb sollte immer möglichst saisonal gegessen werden, damit die Nahrungsmittel reif und frisch sind. Zu guter Letzt darf die *Zubereitung* der Mahlzeiten nicht unterschätzt werden. Dabei wirkt beispielsweise Gemüse, das im Ofen gebacken wurde, wärmender als Gemüse, das schonend gedünstet wurde. Je nachdem, welche Wirkung man also mit der Ernährung erzielen will, kann man die Wahl der Lebensmittel treffen.

Der Energiekreislauf des Körpers: Von Qi, Meridianen und dem Yin-Yang-Prinzip

In der Traditionellen Chinesischen Medizin dreht sich alles um die Lebensenergie. Der Kreislauf von dieser muss im menschlichen Körper reibungslos funktionieren, damit man von einem gesunden Menschen sprechen kann. Ist das nicht der Fall, weil ein Ungleichgewicht der beiden Pole der Energie, die auch Yin und Yang genannt werden, oder eine Blockade in den Energieleitbahnen vorliegt, äußert sich das in Krankheit und Leid. Die Lebensenergie ist damit die Basis der Traditionellen Chinesischen Medizin.

Es kursiert weitläufig die Annahme, dass, wenn die Selbstheilungskräfte des Körpers nicht mehr ausreichen, der Mensch zum Arzt gehen sollte, um sich heilen zu lassen. Auch wenn der Gang zum Mediziner sinnvoll sein kann, so ist die Aussage, dass dieser oder irgendein anderer Mensch auf dieser Erde eine Krankheit heilen könnte, nicht richtig. Es ist schlichtweg nicht möglich, dass irgendjemand anders diese Aufgabe übernimmt, denn **nur der Körper selbst kann sich heilen**. Was die Ärzte, Therapeuten, Behandlungsmethoden, Ernährungsweisen oder andere Dinge jedoch tun können, ist, den Körper in diesem Prozess zu unterstützen. Wenn ein Arzt beispielsweise eine bestimmte Therapie verschreibt, so kann diese bewirken, dass es dem Organismus erleichtert wird, sich selbst zu heilen. In der Traditionellen Chinesischen Medizin beispielsweise gelingt es der Akupunktur, die Harmonie im Körper wiederherzustellen, wodurch dieser wieder in der Lage ist, seine Selbstheilungskräfte zu aktivieren. Die Akupunktur heilt also die Krankheiten nicht, sondern ebnet dem Organismus lediglich den Weg, es selbst zu tun.

Gemäß der Traditionellen Chinesischen Medizin ist es die Lebensenergie, die bestimmt, wie viel Kraft der Körper besitzt, um sich selbst heilen zu können. Ist genügend Qi vorhanden und sind die Meridiane frei, so kann die überlebenswichtige Energie auch in alle Zellen transportiert werden, um dort all das „aufzuräumen“, was dort nicht hingehört und für eine Disharmonie sorgt. Um das zu erreichen, greift die ostasiatische Heilkunde auf die verschiedenen Behandlungsmethoden zurück. Auch die Gitterpflaster verfolgen das Ziel, die Selbstheilungskräfte des Körpers anzuregen.

Yin und Yang: Die zwei Pole der Lebensenergie

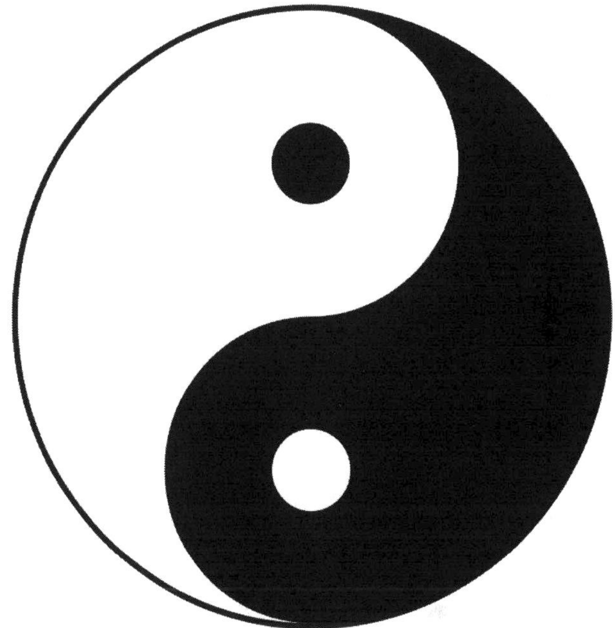

Gemäß der Heilkunde aus dem ostasiatischen Raum besitzt die Lebensenergie zwei Pole, die einander entgegengesetzt sind: Hier ist die Sprache von Yin und Yang. Auch wenn sie Eigenschaften vertreten, die gegenteilig sind, bilden sie dennoch eine untrennbare Einheit. Sie bedingen einander und sollten keinesfalls getrennt werden. Ohne Yin gäbe es kein Yang – ohne Yang gäbe es kein Yin. Keine Seite ist besser oder schlechter als die andere. Nur gemeinsam beschreiben sie das Ganze, denn getrennt voneinander fehlt eine Hälfte des Gesamtbildes.

Yin und Yang werden mit sich gegenüberstehenden Eigenschaften verbunden. Während Yang mit Qualitäten wie Aktivität, Hitze, Vitalität und Licht in Verbindung gebracht wird, steht das Yin für Passivität, Kälte, Ruhe und Dunkelheit. Weitere Charakteristika, die den Polen zugeordnet werden können, finden Sie in der folgenden Tabelle.

Yin	Yang
Weiblichkeit	Männlichkeit
Erde	Himmel
Mond	Sonne
Winter	Sommer
Dunkelheit	Licht
Weichheit	Härte
Inneres	Äußeres
Langsamkeit	Schnelligkeit
Nässe	Trockenheit
Ruhe	Bewegung
Erholung	Aktion
Empfangen	Geben
Passivität	Aktivität
Introversion	Extraversion
Ende	Anfang
...	...

Innerhalb der Traditionellen Chinesischen Medizin werden Yin und Yang als die zwei Pole des Qi angesehen. Wenn sie im Einklang miteinander sind, liegt ein gesunder Körper und Geist vor. Doch sobald sie aus dem Gleichgewicht geraten, wird der Mensch krank. Dabei kann ein Überschuss an Yang-Energie ebenso krank machen wie ein Überschuss an Yin-Energie. Aber auch ein Mangel von einem der beiden Energien verursacht eine disharmonische Verschiebung des Gleichgewichtes in eine der beiden Richtungen.

Anhand der durch die Diagnose festgestellten Beschwerden eines Menschen kann herausgefunden werden, in welcher Form das Qi aus dem Gleichgewicht gefallen ist. Den Krankheiten können immer auch gewisse Yin- oder Yang-Aspekte zugeordnet werden. Yin-Krankheiten sind zum Beispiel durch Qualitäten wie Langsamkeit, Kälte und Schwäche definiert. Durchfall, Erschöpfung, niedriger Blutdruck, kalte Hände und Füße, Blutschwäche oder Lustlosigkeit sind Anzeichen für eine Fülle an Yin. Im Gegensatz dazu spricht man von Yang-Krankheiten, bei denen Hitze, übertriebene Aktivität und Erregung involviert sind. Verstopfungen, hoher Blutdruck, heißer Körper und Extremitäten, voller Puls, Röte im Gesicht, Rastlosigkeit und Übergewicht können auf einen Überschuss von Yang hinweisen. Durch diese Feststellungen können anschließend Maßnahmen zur Harmonisierung der Energien getroffen werden.

Hinweis:
An dieser Stelle soll noch einmal daran erinnert werden, dass keine der beiden Seiten besser ist als die andere, auch wenn manche der hier aufgezählten Eigenschaften dies vermuten lassen würden. Durch unsere gesellschaftliche Konditionierung und unsere persönlichen Bewertungen neigen wir Menschen dazu, gewisse Qualitäten als „gut" oder „schlecht" einzustufen. Deshalb sind die meisten vermutlich der Meinung, dass das Licht der Dunkelheit vorzuziehen ist oder dass Aktivität besser ist als Passivität. In Wahrheit stehen die gegensätzlichen Eigenschaften lediglich für die zwei Seiten ein und derselben Medaille. Wenn wir nicht wüssten, was Dunkelheit ist, könnten wir auch kein Licht wahrnehmen. Wenn wir nicht wüssten, wie sich Passivität anfühlt, könnten wir auch keine Aktivität benennen. Demnach benötigen wir beide Pole, um die Welt so wahrnehmen zu können, wie wir es derzeit tun. Dabei hat keine Seite eine größere Bedeutung als die andere – sie sind gleichwertig und bedingen einander.

Meridiane: Die Leitbahnen des Körpers

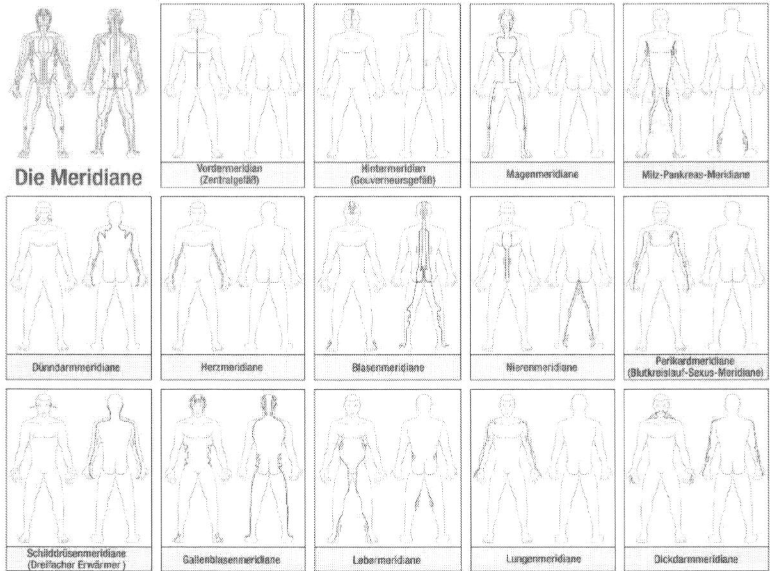

Die Lebensenergie fließt durch das gesamte System des Menschen, wobei es den Kopf mit dem Fuß, die linke Körperseite mit der rechten und alle Zellen und Gewebe miteinander verbindet. Die Energieleitbahnen, durch die das Qi im Körper strömt, werden Meridiane genannt. Sie ergeben ein großes Netzwerk, das den gesamten Organismus, Innen mit Außen, die Haut mit den Organen, die Zellen mit der Psyche, Yin mit Yang sowie den Zugang mit der Erde und dem Himmel verbinden. So kann die Lebensenergie alle Bereiche erreichen und mit überlebenswichtiger Kraft nähren.

Meridiane befinden sich direkt unter der Haut, wobei jeder mit einem bestimmten Organ und mit Funktionskreisläufen verbunden ist. Laut der Traditionellen Chinesischen Medizin existieren zwölf *Hauptmeridiane*, die durch weitere zwölf Sondermeridiane, 15 Verbindungskanäle und sechs außerordentliche Gefäße ergänzt werden. Wir wollen uns aber auf die Hauptmeridiane konzentrieren, da durch diese der Fluss des Qi indirekt von außen beeinflusst werden kann. Bei den anderen Leitbahnen, die aufgezählt wurden, ist dies nicht der Fall.

Bei den Hauptmeridianen kann zwischen sechs Yin- und sechs Yang-Meridianen unterschieden werden. Diese werden im Folgenden aufgezählt. Außerdem werden beispielhaft jene Indikationen ergänzt, die häufig auftreten, wenn die beschriebene Energieleitbahn blockiert ist und das Qi nicht frei hindurchfließen kann.

Zu den **Yin-Meridianen** zählen diese sechs Leitbahnen:

- Der *Leber-Meridian* kann bei Blockaden Asthma, Muskelverkrampfungen, Entzündungen, Schwindel und Blähungen hervorrufen.
- Der *Lungen-Meridian* wird mit Lungenentzündung, Durchblutungsstörungen, Hauterkrankungen und Depressionen in Verbindung gesetzt.
- Ist der *Milz-Pankreas-Meridian* gestört, können Verdauungsprobleme, Appetitlosigkeit, Übergewicht oder die Neigung zum Überessen auftreten.
- Der *Herz-Meridian* kann Herzerkrankungen, Brustschmerzen, Reizbarkeit und Ruhelosigkeit verursachen.
- Der *Nieren-Meridian* könnte bei Erschöpfung, Abmagerung, Nierensteinen, niedrigem Blutdruck und Schweißausbrüchen von einer Blockade betroffen sein.
- Kreislaufbeschwerden, Schlaflosigkeit, Übelkeit, Erbrechen und Nervosität sind häufig Anzeichen für eine Störung des Qi im *Kreislauf-Meridian*.

Zu den **Yang-Meridianen** zählen diese sechs Leitbahnen:

- Der *Gallenblasen-Meridian* kann für Kopfschmerzen, Migräne, Augenprobleme und Schilddrüsenvergrößerungen verantwortlich sein.
- Der *Dickdarm-Meridian* steht mit diversen Schmerzen, Erkältungen und Lähmungen in Verbindung.
- Eine Blockade im *Magen-Meridian* kann Magenbeschwerden, Beschwerden der Speicheldrüse, Nahrungsmittelallergien und Zahnprobleme hervorrufen.
- Der *Dünndarm-Meridian* ist häufig bei Darmkrämpfen, Durchfall, Epilepsie und Psychosen betroffen.
- Ist der *Blasen-Meridian* blockiert, kann dies zu Blasenschwäche, Prostatabeschwerden, Harnentleerungsstörungen, Impotenz und zum Verlust der Libido führen.
- Eine Störung im *Dreifachen Erwärmer* kann Schmerzen und Entzündungen im Nacken, in den Schultern und in den Armen sowie Verdauungsbeschwerden, Allergien, Krämpfe und eine Anfälligkeit für Erkältungen verursachen.

Zwei weitere Meridiane, die neben den Hauptmeridianen eine größere Rolle spielen und zu den acht Sondermeridianen gehören, sind die folgenden. Das Konzeptionsgefäß und das Gouverneursgefäß sind keinen inneren Organen direkt zugeordnet, sondern besitzen eine Kontrollfunktion über die sechs Yin-Meridiane und -Organe.

- Das *Konzeptionsgefäß Ren Mai* verläuft genau entlang der Mittellinie auf der Vorderseite des Körpers und wird unter anderem mit Magenbeschwerden und Menstruationsproblemen assoziiert.
- Das *Gouverneursgefäß Du Mai* (auch als Lenkergefäß bekannt) verläuft entlang der Mittellinie auf der Rückseite des Körpers und steht vor allem mit Wirbelsäulenproblemen, aber auch mit Müdigkeit und Erkältungskrankheiten in Verbindung.

Meridiane haben die **Aufgabe**, die Lebensenergie im gesamten Körper-Geist-Seelen-Komplex des Menschen zu verteilen. Durch diese Leitbahnen kann das Qi Organe, Zellen, Gewebe und Sinne ernähren, wärmen und schützen. Meridiane sind außerdem das verbindende Element zwischen den Organen und allen Gegensätzen, die Brücke zwischen dem Innen und Außen, dem Oben und Unten und so weiter. Dadurch können sie Störfaktoren, die von außen in den Körper eindringen wollen, wieder ausleiten und ausscheiden. Die Energieleitbahnen agieren zudem als Anzeiger für Krankheiten, die sich durch Blockaden im Fluss der Energie symptomatisch manifestieren. Zudem macht sich die Traditionelle Chinesische Medizin die Meridiane bei der Behandlung von Erkrankungen zu Nutze, denn über diese kann mithilfe verschiedenster Therapien das Qi aktiviert und harmonisiert werden. Die bekannteste Methode, mit der dies erreicht werden kann, ist die Akupunktur, die Mutter der Gitterpflaster.

Akupunktur und Akupressur – Die Heilmethoden der uralten Lehre und die Vorläufer der Gitterpflaster

Chinesische Heilpraktiker schätzen gewisse Techniken der Behandlung als geeignet für die Linderung von Beschwerden ein – so auch die Akupunktur und Akupressur. Diese Methoden haben sich über Jahrtausende durchgesetzt und sind aus der Traditionellen Chinesischen Medizin gar nicht mehr wegzudenken.

Akupunktur: wie mit Nadeln der Schmerz „weggestochen" wird

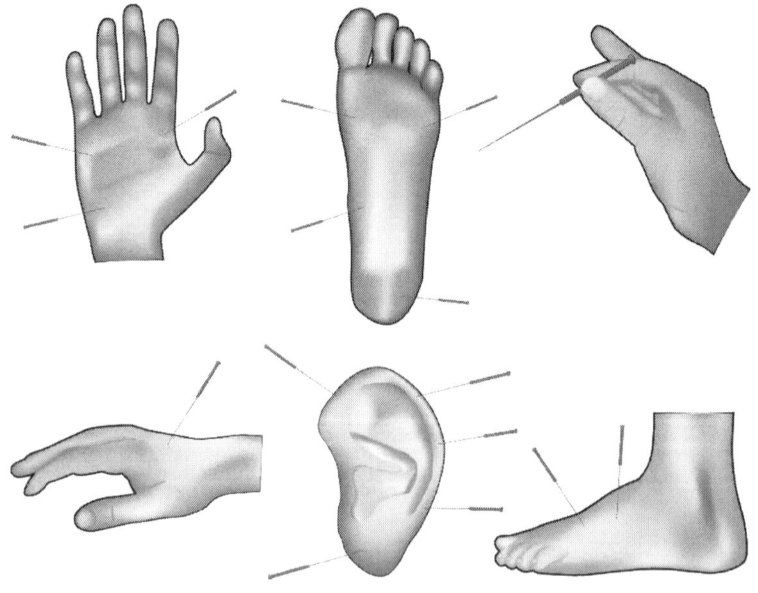

Der Begriff Akupunktur stammt aus dem Latein und kann in zwei Wortstämme unterteilt werden: „acus" steht für „Nadel" und „pungere" kann mit „stechen" übersetzt werden. Diese Übersetzung deutet bereits auf die spezielle Technik dieser Therapie hin, die ein fester Bestandteil der traditionellen ostasiatischen Behandlung ist. Bei der Akupunktur werden feine Nadeln in die Haut gestochen, wodurch Schmerzen gelindert, Beschwerden aufgelöst und das allgemeine Wohlempfinden des Patienten gesteigert werden sollen. Die Heiltechnik verfolgt damit denselben Ansatz, den wir auch bei der Traditionellen Chinesischen Medizin finden, nämlich das Regulieren der Lebensenergie innerhalb der Meridiane. Mithilfe der dünnen Nadeln werden diese kontrolliert stimuliert, sodass sich Blockaden lösen können, sich Stauungen beseitigen lassen und das Qi wieder frei hindurchfließen kann. Dabei wird automatisch die Balance zwischen den gegensätzlichen Polen Yin und Yang wiederhergestellt, die die Lebensenergie maßgeblich beeinflussen und die für die Gesundung des Körpers entscheidend sind.

Bei dem Einstich der Nadeln harmonisiert der Therapeut Yin und Yang, indem er die ausgewählten Energiepunkte entweder beruhigt oder anregt. Aus diesem Grund ist die Akupunktur nur durch die Hand eines erfahrenen und geschulten Heilpraktikers zu empfehlen, da das benötigte Hintergrundwissen sehr umfangreich und die Verwendung von Nadeln bereits ein invasiver Eingriff in den Körper ist. Der Therapeut entscheidet je nach Bedarf, wie tief die kleinen Nadeln in die Haut gestochen werden müssen, und greift auf Techniken wie das Drehen der Spitzen zurück. Dabei entstehen feinste Bewegungen und Vibrationen in den Hautschichten, die Spannungen lösen.

Keine Sorge: Akupunktur ist in der Regel keine wirklich schmerzhafte Behandlung, auch wenn Nadeln involviert sind und das die erste Befürchtung ist. Die hier verwendeten, spitzen Gegenstände sind um ein Vielfaches dünner als die, die zum Beispiel in der Medizin zur Blutentnahme verwendet werden, weshalb der Einstich meistens nur ein dezentes Gefühl auslöst. Hier spricht man von dem sogenannten *„De Qi"*, was durch die Bewegung und Drehung der Nadel in der Haut erreicht wird. Patienten beschreiben dieses spezielle Gefühl wie ein Kribbeln, eine taube Sinneswahrnehmung oder einen dumpfen Druck. Andere wiederum vergleichen es mit einem leichten Muskelkater oder als warm und elektrisierend.

Wenn Sie dennoch einen zu großen Respekt vor Nadeln in Ihrer Haut haben, aber nur ungern auf die Wirkungen der Akupunktur verzichten möchten, könnten Sie Alternativen zu dieser Heilmethode ausprobieren. Die Akupressur, die wir uns gleich noch anschauen werden, sowie die Moxibustion, Laser- und Elektroakupunktur könnten das Richtige für Sie sein, wenn Nadeln bei Ihnen ein Gefühl von Unwohlsein auslösen oder Sie ein besonders hohes Schmerzempfinden haben. Dabei wird auf die spitzen Gegenstände vollständig verzichtet und die jeweiligen energetischen Punkte werden lediglich mit Druck, Wärme, gebündeltem Laserlicht oder geringen elektrischen Strömen stimuliert.

Durch die Akupunkturbehandlung werden zahlreiche **Wirkungen** auf den Menschen erzielt:

- Die Nadeln nehmen über die Energiepunkte und Meridiane einen Einfluss auf die Synapsen der Nerven- und Muskelzellen, indem der Reiz durch das Einstechen Impulse an das Gehirn sendet, wodurch die Bildung von körpereigenen Substanzen und Neurotransmittern angeregt wird. Diese wirken morphinartig, also schmerzlindernd, und sind zum Beispiel Endorphine, Kortison und weitere entzündungshemmende Stoffe.
- Zudem werden Nervenzellen aktiviert oder deaktiviert, die Schmerzen kontrollieren beziehungsweise diese weiterleiten, wodurch ihre Intensität deutlich vermindert werden kann.
- Alle Vorgänge im Menschen, die über die Nerven und Muskeln verlaufen, werden bioelektrisch reguliert. Während der Akupunktursitzung kann der Heilpraktiker auf diese Prozesse Einfluss nehmen, indem er die Polarität, also die elektrischen Ladungsverhältnisse der Zellen beeinflusst. Das löst Störungen in der Durchblutung des Gewebes, womit der Bereich wieder mit Sauerstoff und wichtigen Nährstoffen versorgt werden kann.
- Auch bei der Akupunktur findet der reflektorische Effekt, der bereits in einem früheren Kapitel beschrieben wurde, Anwendung. Da alles im Körper über ein komplexes Netzwerk miteinander verbunden ist und die Meridiane zusätzlich die jeweiligen Einstichstellen mit bestimmten Organen verknüpfen, erreicht der Therapeut mit der Akupunktur das Entspannen und die Förderung der Durchblutung innerhalb des Körpers – und das, obwohl er die Nadeln lediglich in die ersten Hautschichten versenkt. Mithilfe der reflektorischen Wirkung kann auf ein erkranktes Organ eingewirkt werden.

Die Wirkungen, die Akupunktur an dem menschlichen Körper erzielt, helfen dem Anwender bei Beschwerden wie Übelkeit und Erbrechen, Erkältungen, Kopfschmerzen, Migräne, Allergien, Rheuma, Übergewicht sowie bei vielen Formen von Schmerzen im gesamten Körper. Auch bei psychischen Leiden wie Angststörungen, Depressionen oder bei der Entwöhnung von Süchten kann das Nadeln Abhilfe schaffen. Des Weiteren wird es bei Erkrankungen der Atemwege, Magen-Darm-Beschwerden, Augenleiden, Zahnschmerzen und bei diversen neurologischen sowie orthopädischen Beschwerden eingesetzt.

Dabei werden die verwendeten dünnen Nadeln nicht einfach willkürlich vom Therapeuten in die Haut gestochen, sondern er wählt dafür ganz spezielle Stellen aus: die sogenannten Akupunkturpunkte.

Akupunkturpunkte: die Tore ins Innere des Körpers

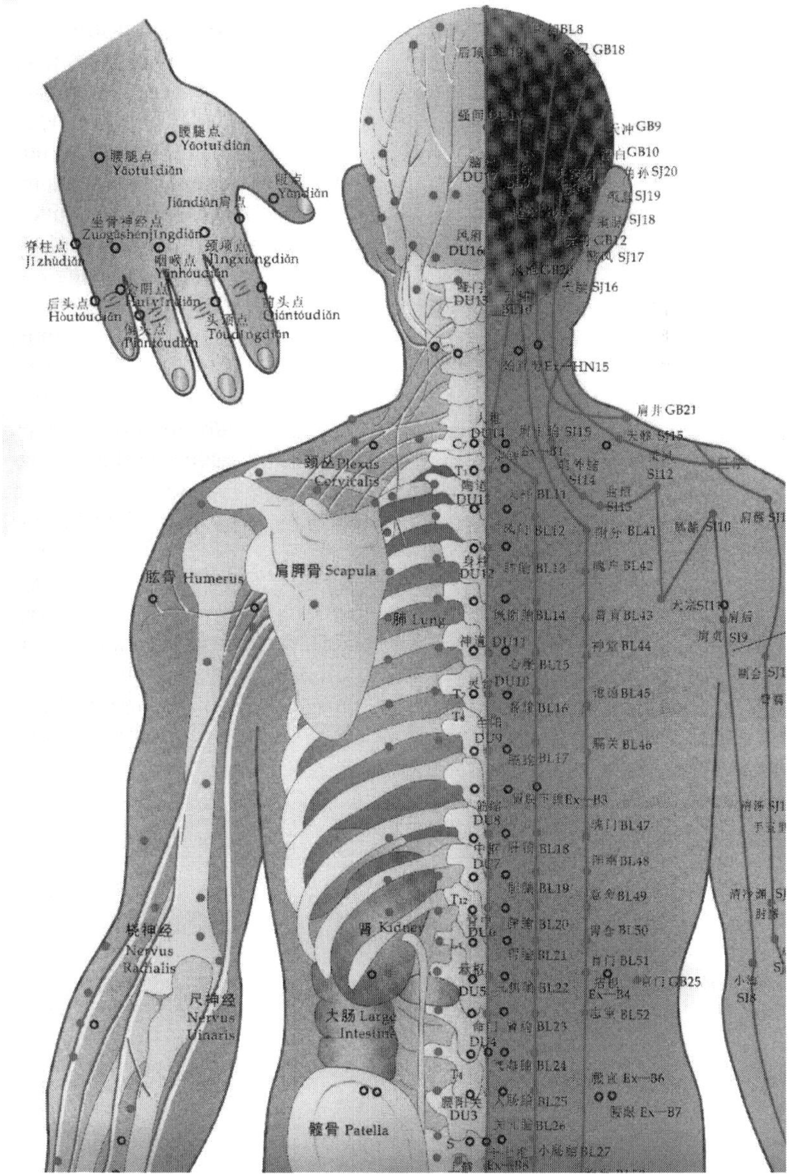

Akupunkturpunkte liegen auf dem gesamten Körper verteilt und befinden sich bei jedem Menschen an der gleichen Stelle. In den diversen Heilmethoden werden knapp 400 Stück dieser Punkte lokalisiert und in die Behandlung einbezogen.
Ähnlich wie bei den Meridianen und Reflexzonen können auch den Akupunkturpunkten gewisse Regionen des Körpers zugeschrieben werden. Dabei ist jede Stelle mit bestimmten Zellen, Geweben und Organen verbunden, sodass bei einer Stimulierung der Akupunkturpunkte auch die dazugehörigen Körperstellen erreicht werden können. Dieses Phänomen macht sich der Therapeut bei der Behandlung von Beschwerden zu Nutze.

In den spürbaren Mulden und Spalten der Haut, in denen häufig die Akupunkturpunkte anzufinden sind, befinden sich Knotenpunkte von kleinsten Gefäßen und Nervenzellen. In diesen Bündeln, die auf den Meridianen liegen, sammelt sich also eine große Zahl von Gewebefasern, die zum vegetativen System des Körpers gezählt werden können. Demnach ist es nicht abwegig, dass das Stimulieren dieser besonderen Stellen Auswirkungen auf den restlichen Körper hat – das bestätigen aktuelle wissenschaftliche Untersuchungen.

In der Traditionellen Chinesischen Medizin wird übrigens auch auf die bereits beschriebenen *Triggerpunkte* eingegangen. Im Gegensatz zu den klassischen Akupunkturpunkten variieren die Anzahl und die Lage der Triggerpunkte von Mensch zu Mensch, außerdem sind sie immer auch abhängig von dem jeweiligen körperlichen und geistigen Allgemeinzustand des Betroffenen. Zudem liegen sie nicht direkt auf den Meridianen, sondern sie sind in den Bereichen dazwischen zu finden. In der ostasiatischen Heilkunde wird bei den Triggerpunkten von den sogenannten *„Ashi-Akupunkturpunkten"* gesprochen.

Akupressur: weniger invasiv, ähnlich effektiv

Die Akupressur ist eine enge Verwandte der Akupunktur, jedoch verrät bereits der Begriff den Unterschied zwischen den beiden Heilmethoden der Traditionellen Chinesischen Medizin: der zweite Teil der Bezeichnung, der aus dem Latein stammt, „pressus", bedeutet „drücken". Bei der Akupressur werden die speziellen Energiepunkte demnach nicht genadelt, sondern mit Druck behandelt. Hier spricht man auch nicht länger von den Akupunkturpunkten, sondern von den *Akupressurpunkten*, die jene Stellen sind, die nicht nur durch Nadeln, sondern auch durch Druck stimuliert werden können.

Die Akupressur kann jedoch nur bedingt mit einer klassischen Massage, wie wir sie kennen, verglichen werden. Durch gezieltes Ausüben von Druck mithilfe bestimmter Techniken wird der Akupressurpunkt so stimuliert, dass die Blockade im Meridian aufgehoben wird und die Lebensenergie wieder in den Fluss kommt. Durch die Massage eines Punktes für etwa eine bis drei

Minuten durch anhaltendes Drücken, Reiben, Schieben, Kreisen, Pulsieren oder durch eine Kombination aus den genannten Methoden können Schmerzen reduziert, Verspannungen gelockert und andere Beschwerden, wie diverse Verdauungsstörungen oder Gelenkerkrankungen, gelindert und bestenfalls aufgelöst werden.

Da die Akupressur nicht invasiv ist, kann diese Behandlungsmethode im Gegensatz zur Akupunktur auch von Anfängern durchgeführt werden. Für die Linderung der kleinen „Wehwehchen" des Alltags kann jeder die Drucktechnik bei sich selbst anwenden und wird von seinen angenehmen Effekten profitieren – das ist ein klarer Vorteil der Akupressur.

Gitterpflaster: Das Beste der Traditionellen Chinesischen Medizin reduziert auf ein klebendes Netz

Nicht jeder kann und möchte sich aus verschiedenen Gründen regelmäßige Akupunktur- und Akupressursitzungen leisten, um eine Verbesserung seines gesundheitlichen Zustandes herbeizuführen. Außerdem ist es schwierig, spontan genau dann einen Termin zu erhalten, wenn ein akuter Handlungsbedarf besteht und der Betroffene am liebsten sofort eine Behandlung erhalten wollen würde. Für die Momente, in denen Sie sich selbst helfen möchten, können Sie auf die Crosstapes zurückgreifen.

Das Schöne an diesen kleinen Pflastern ist, dass sie mit der richtigen Platzierung genauso auf die energetischen Punkte des Körpers einwirken wie andere Methoden der Traditionellen Chinesischen Medizin. Die Selbstheilungskräfte des Menschen werden immer dann angeregt, wenn die vorhandenen Blockaden und Störungen im System beseitigt wurden. Dann ist der Körper in der Lage, sich selbst von innen heraus zu heilen und physische wie auch psychische Leiden aufzulösen. Die Gitterpflaster werden auf schmerzende Stellen, Triggerpunkte und/oder Akupunkturpunkte geklebt, wodurch sie ganz im Sinne der klassischen Heilkunde auf die Lebensenergie und das möglichst ausgeglichene Verhältnis von Yin und Yang einwirken können. Das Bekleben dieser speziellen Stellen ermöglicht es den Crosstapes, nicht nur lokal, sondern auch im restlichen Körper seine Wirkungen zu entfalten – sogar im Inneren. Die Technik kann also mit der Akupressur verglichen werden, wobei die durch das Pflaster durchgeführte Massage deutlich subtiler, aber auch langanhaltender ausgeführt wird.

Ähnlich wie die Nadeln innerhalb der Akupunktur und die Ausübung von Druck innerhalb der Akupressur bewirkt auch das Pflaster mit der gitterartigen Struktur eine mikroskopisch kleine Einwirkung und Verschiebung der Hautschichten. Das fungiert wie ein Mechanismus, der das Hindernis innerhalb der Meridiane entfernt, welches dem freien Fluss des Qi zuvor im Wege stand.

Praktische Anwendung – So nutzen Sie Gitterpflaster

Jetzt wird es konkret: Lesen Sie im praktischen Teil dieses Buches etwas über die verschiedenen Varianten der wunderhaften Crosstapes, die sich in Farbe und Größe voneinander unterscheiden. Erfahren Sie, wie Sie die richtige Wahl bei Ihren persönlichen Beschwerden treffen, wie Sie die zu beklebenden Stellen lokalisieren können und welche konkreten Schritte zur optimalen Anwendung erforderlich sind. Unter der Berücksichtigung von hilfreichen Tipps und Tricks sowie praktischen Fallbeispielen wird es auch Ihnen gelingen, die Vorteile der Gitterpflaster am eigenen Leib zu erspüren.

Farbschemata – Welche Crosstape-Farbe hilft bei welchem Problem?

Gitterpflaster können in verschiedenen Farben erworben werden: Beige, Blau und Pink beziehungsweise Rot sind die Optionen, aus denen der Anwender wählen kann. Doch warum gibt es nicht nur eine einzige Farbe – ist diese Eigenschaft nicht eigentlich belanglos? Welche konkreten Wirkungen haben die unterschiedlichen Farben? Und woher weiß man, welche Farbe für einen selbst geeignet ist? Auf diese Fragen gehen wir nun näher ein.

Farben und Menschen: Wie die Wahrnehmung und die Stimmung beeinflusst werden

Es ist ein bekanntes Phänomen, dass Farben einen direkten und nicht zu vernachlässigenden Einfluss auf den Menschen haben. Nicht umsonst tragen wir **Kleidung** in verschiedenen farblichen Varianten, denn sie haben nicht nur einen ästhetischen Effekt, sondern auch einen emotionalen.

- *Orange* Textilien zum Beispiel strahlen Lebensfreude aus und wirken anziehend auf andere Menschen.
- *Schwarz* wird immer dann gerne getragen, wenn ein edler, seriöser und respektvoller Stil vermittelt werden soll.
- *Blaue* Kleidungsstücke werden mit Professionalität, Zielstrebigkeit und Klasse verbunden, was besonders in der Geschäftswelt von Vorteil ist.
- *Weiß* ist hingegen der Inbegriff für Reinheit sowie elegantes Auftreten, weshalb es für ein Hochzeitskleid kaum eine bessere Farbe gibt.

Auch in der Gestaltung der **Inneneinrichtung** von Wohn- und Arbeitsräumen werden Farben ganz bewusst eingesetzt, um mit ihrer Hilfe eine gewünschte Wirkung zu erzielen.

• Gemütlichkeit und Geselligkeit wird durch *orange* Wände oder Inneneinrichtung vermittelt, was sich besonders in Küchen und Esszimmern anbietet.

• *Grün* strahlt Ruhe und Sicherheit aus, aber es ist auch die Farbe der Kreativität. Aus diesem Grund macht es sich hervorragend in Räumen, in denen gearbeitet wird. Das kann auch mittels einfacher Zimmerpflanzen erreicht werden.

• *Gelb* wirkt sich positiv auf die Konzentrationsfähigkeit aus und regt Unterhaltungen sowie die Kreativität an. Das macht sie zu einer geeigneten Farbe für Büroräume, in denen Konferenzen und Meetings abgehalten werden. Aber auch Kinderzimmer profitieren von dieser freundlichen Farbe.

• *Pink* und *Rosa* machen sich sehr gut in Schlafzimmern, da sie besänftigen, beruhigen und zudem Aggressionen mildern.

Selbst die Farbe des Lichtes nimmt einen Einfluss auf unsere *Psyche* und unsere **Stimmung** – auch wenn dieses Phänomen größtenteils auf der Ebene des Unterbewusstseins agiert. Diverse Unternehmen lenken dadurch ihre Kunden und erreichen ein erhöhtes Kaufverhalten, wobei die Werbung das wohl effektivste Mittel darstellt.

• *Goldenes* Licht wirkt auf den Menschen inspirierend und Kraft spendend. Es bewirkt, dass Ängste und Unsicherheit abgebaut werden.

• *Braun* ist erdend und spendet dem Menschen Sicherheit und Geborgenheit. Die Farbe beruhigt den Geist und gleicht ihn aus.

• *Blau* stimmt uns eher nachdenklich, manchmal sogar melancholisch, da es das klare Denken fördert.

• *Rot* ist bekanntermaßen die Farbe des Feuers, der Leidenschaft, aber auch der Aggressivität und des Zorns. Sie stimuliert und aktiviert den Geist, sie erregt die Aufmerksamkeit und sorgt allgemein für Unruhe.

Das Wissen um die Farben und ihre Wirkungen auf den Menschen ist besonders dann Gold wert, wenn es für die Gesunderhaltung eingesetzt wird. Unter anderem die Farbtherapie macht sich diese Effekte konkret zunutze.

die Energieleitbahnen des Körpers konzentriert und zum Beispiel, ähnlich wie die Crosstapes, mit gefärbten Pflastern arbeitet.

Die Kombination aus Akupunktur und Farbtherapie hat die *Farbpunktur* hervorgebracht. Dabei wird, statt der dünnen Nadeln, farbiges Licht verwendet, das in konzentrierter Form die Akupunkturpunkte stimulieren soll.

Grundsätzlich kann die Farbtherapie bei vielen Beschwerden, wie Stress, innere Unruhe, Antriebslosigkeit, Schlafstörungen, Ängsten und Depressionen, eingesetzt werden. Sie wird zur Entspannung eingesetzt, aber auch zur Steigerung des Selbstvertrauens, der Motivation, der positiven Stimmung, der Lebenskraft und des allgemeinen Wohlbefindens. Darüber hinaus fördert das farbige Licht die Wundheilung und es hilft zudem bei Rheumaschmerzen.

Exkurs: Die Farben der Kinesio-Tapes

Die bereits erwähnten Kinesio-Tapes sind durch ihre Vielfältigkeit in den Farben bekannt. Die bunten klebenden Streifen fallen auf der Haut des jeweiligen stark auf und so mancher Unwissende fragt sich, was die verschiedenen Farben zu bedeuten haben. Dabei bedient sich das Konzept der Kinesio-Tapes einem möglichst ganzheitlichen Ansatz, der die Wirkung von Farben einbezieht.

- *Rote* Kinesio-Tapes werden zur Anregung des Kreislaufs verwendet und immer dann, wenn ein wärmender, stabilisierender Effekt gewünscht wird. Auf geistiger Ebene wirken sie erregend und steigern das eigene Selbstwertgefühl.
- Die *blauen* Pflaster wirken hingegen kühlend und dadurch entzündungshemmend. Sie harmonisieren und entspannen auf mentaler Ebene.
- *Schwarze* Kinesio-Tapes werden meist zum Überkleben andersfarbiger Tapes genutzt, um deren Wirkungen zu verstärken. Sie wirken zudem kräftigend und sind förderlich für die Willensstärke des Patienten.
- Die *grünen* klebenden Streifen werden vorrangig dann eingesetzt, wenn das Gewebe ausgeglichen und harmonisiert werden soll. Auf den Geist wirken diese Tapes erfrischend, bei gleichzeitiger Förderung der inneren Ruhe. Der Geist wird mit der Seele wieder in Einklang gebracht.
- *Gelbe* Kinesio-Tapes regen den Stoffwechsel an und stärken die Nervenzellen, während sie gleichzeitig das Gemüt aufmuntern.
- Die klebenden Streifen mit einer beigen, also hautfarbenen Farbe sind hingegen neutral. Ihre Wirkung ist schonender und allgemeiner. Beige wird unter anderem bei Nervenverletzungen und aufgrund der Unauffälligkeit in der Herz- und Gesichtsregion angewandt.

Auch wenn die verschiedenfarbigen Tapes feste Wirkungen haben, lautet die allgemeine Empfehlung der Therapeuten jedoch, dass sich der Patient die Farben selbst zusammenstellt. Er allein soll die Wahl treffen, denn dadurch kann sichergestellt werden, dass sich der Anwender auch wirklich wohlfühlt und damit entspannen kann. Die Farben Blau und Rot werden in der Praxis am meisten von den Patienten ausgewählt.

Rot, Blau, Beige: Die Farben der Gitterpflaster und ihre Einsatzgebiete

Im Handel können Sie derzeit Gitterpflaster in diesen drei Standardfarben erwerben: Rot, Blau und Beige. Die folgende Auflistung gibt Ihnen einen Anhaltspunkt, wann welche Version der Crosstapes am besten verwendet werden sollte.

• Das *blaue* Gitterpflaster wirkt beruhigend und entspannend, insgesamt fährt es also die Aktivitäten des Körpers, darunter des Herzens, des Atems und der Muskeln, herunter. Deshalb ist es besonders bei einem hohen Blutdruck, einem hohen Adrenalinspiegel und bei Muskelverspannungen aller Art sehr ausgleichend. Zudem fördert es die Wundheilung und lindert automatisch Schmerzen. Diesen Effekt kennen wir vom Zahnarzt, der häufig den Mundraum mit blauem Licht bestrahlt. Da blau aufgrund seiner kühlenden Eigenschaften entzündungshemmend ist, wird diese Farbe gern bei einer Reizung von Gewebe und bei Entzündungsprozessen eingesetzt. Blau kann seine sedierende Wirkung besonders gut bei akuten Leiden zum Einsatz bringen.

• Die Verwendung eines *rosaroten* Gitterpflasters bietet sich immer dann an, wenn der Körper aktiviert und stimuliert werden soll. Das ist vor allem bei einem niedrigen Blutdruck und bei einer geringen Atem- und Herzfrequenz der Fall, da es – wie auch die Farbe Rot - den Kreislauf anregt und auf den Atem sowie das Herz beschleunigend wirkt. Dies stärkt zudem das Immunsystem. Auch bei Störungen des Stoffwechsels ist das rote Gitterpflaster die richtige Wahl. Auf der psychischen Ebene steuert es gleichzeitig Antriebslosigkeit und depressiven Zuständen entgegen. Die Farben Rosa und Rot wirken besonders kräftigend bei chronischen Leiden.

• Das beige Crosstape ähnelt der Farbe der Haut und überzeugt deshalb durch eine dezente Optik. Das macht sich besonders gut in den Bereichen des Gesichtes und Halses, in denen der Anwender Unauffälligkeit bevorzugen würde. Auch Gitterpflaster an anderen Stellen des Körpers, die nach außen hin sichtbar sind und zum Beispiel auch während der Arbeit den Kollegen, Kunden oder dem Chef nicht sofort ins Auge fallen sollen, besitzen am besten die Farbe Beige. Diese ist zudem auch in seiner Wirkung neutral, weshalb Crosstapes dieser Variation bedenkenlos für alle Beschwerden eingesetzt werden, also sowohl für jene, die von Kälte und Entspannung, als auch für jene, die von Wärme und Anregung profitieren würden.

• Darüber hinaus bieten manche Verkäufer auch die Farben *Schwarz* und *Weiß* an. Schwarz ähnelt in seiner Wirkung Blau und Weiß ist ebenso neutral wie Beige, wobei diese Farbe besonders bei helleren Hauttönen eine dezente Erscheinung ermöglicht. Da diese beiden Varianten allerdings nicht gang und gäbe sind, können sie an dieser Stelle vernachlässigt werden. Innerhalb dieses Buches konzentrieren wir uns lediglich auf die drei Hauptfarben: Beige, Rosa und Blau.

Bei den Farben der Gitterpflaster wird nach dem **Yin-Yang-Prinzip** der Traditionellen Chinesischen Medizin gearbeitet. Genauer gesagt bedeutet das, dass die Farben so eingesetzt werden, dass sie auf die vorhandenen Beschwerden des Patienten ausgleichend wirken, damit das Gleichgewicht wiederhergestellt wird. Sie erinnern sich bestimmt an den Ansatz der uralten ostasiatischen Heilkunde: *Wenn das Gleichgewicht der Gegensätze von Yin und Yang wiederhergestellt wird und das Qi frei fließen kann, ist der Mensch gesund.*

In der Praxis bedeutet dies, dass zum Beispiel **blaue** Tapes aufgrund ihrer kühlenden Eigenschaft bei Entzündungen verwendet werden, die ihrer Natur gemäß eine Überhitzung darstellen. Blau repräsentiert die Yin-Energie, da die Farbe mit Weiblichkeit, Kühle, Ruhe und Tiefe assoziiert wird. Diese Energie wirkt dann ausgleichend bei einer sehr Yang-artigen Konstitution, wie es bei einem entzündlichen Prozess der Fall ist.

Dementsprechend werden rosa**rote** Pflaster, die einen wärmenden Effekt besitzen, bei chronischen Erkrankungen eingesetzt, bei denen das Gewebe von einer Aktivierung und Stimulierung der Durchblutung profitiert. Rot repräsentiert die Yang-Energie, da diese Farbe für Aktivität, Feuer, Männlichkeit und Anregung steht. Die Yang-Energie gleicht somit die vorhandene Yin-Konstitution, also zum Beispiel langsame Durchblutung, aus.

Die Farbe **Beige** hingegen ist neutral und in sich bereits ausgeglichen, weshalb Gitterpflaster mit dieser Färbung für alle Einsatzgebiete geeignet sind.

Umgekehrt würde das bedeuten, dass, wenn Sie ein blaues Gitterpflaster verwenden, das Yin repräsentiert, und dieses bei einer Durchblutungsstörung einsetzen, die ja auch Yin ist, sich der Überschuss an Yin-Energie nur noch verstärken würde. Auch ein rotes Crosstape mit Yang-Eigenschaften würde den bereits vorhandenen Yang-Überschuss im Körper nur noch weiter verschlimmern, wenn es bei einer Entzündung, die Yang ist, zum Einsatz kommen würde. Damit wäre das Gegenteil von dem erreicht, was das Ziel war, denn es würde kein Ausgleich, sondern eine Intensivierung des bereits vorhandenen Ungleichgewichtes der Energien stattfinden. Nichtsdestotrotz behält das Gitterpflaster seine mechanische Wirkung, auch wenn der heilsame Effekt auf der energetischen Ebene bei diesen Beispielen nicht ausgeschöpft werden würde.

SO WÄHLEN SIE DIE PASSENDE GRÖSSE

Auch in der Größe unterscheiden sich die im Handel erhältlichen Gitterpflaster. Sie können dabei zwischen drei verschiedenen Varianten wählen: Größe A, B und C. Der Typ A ist dabei die kleinste Größe, B ist die mittlere und C ist das Größte der erhältlichen Crosstapes.

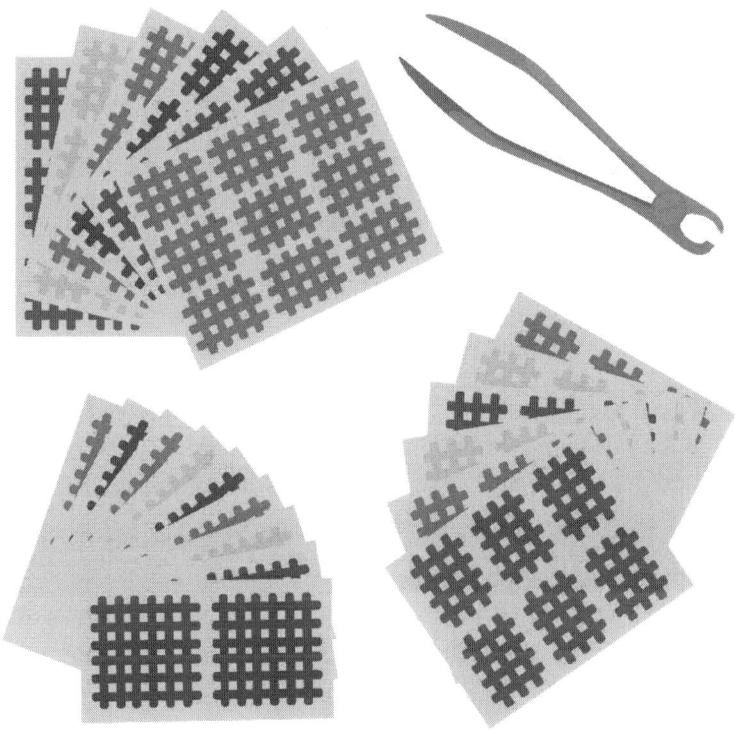

In der Regel besitzen die Pflaster die folgenden Abmessungen:

Typ	Größe
A	27 mm x 20 mm
B	36 mm x 29 mm
C	52 mm x 44 mm

Die Größe und ihr Anwendungsgebiet

Dass es drei verschiedene Größen der Gitterpflaster gibt, hat seinen Grund. Es ermöglicht dem Anwender, noch besser auf seine Bedürfnisse reagieren zu können, indem er eine Wahl trifft, die die Behandlung des vorhandenen Problems optimal unterstützt.

- **Größe A:** Der Typ A stellt die kleinste Größe dar und ist deshalb besonders gut für Kinder geeignet. Doch auch für bestimmte Körperregionen bei ausgewachsenen Menschen hat die kleinste Größe einen Vorteil, so zum Beispiel im Bereich des Gesichtes, am Hals oder an den Händen.

  Grundsätzlich sind die kleineren Typen der Crosstapes für konkrete Stellen, wie die Akupunkturpunkte, sinnvoll, da sie punktueller wirken.

- **Größe B:** Das Mittelmaß der erhältlichen Gitterpflaster stellt der Typ B dar, der für größere Kinder geeignet ist, zum Beispiel bei blauen Flecken oder zur Behandlung von entzündeten Bereichen oder Gelenken. Bei Erwachsenen können Tapes in dieser Größe vielseitiger eingesetzt werden. Alle Körperbereiche und größere Muskelgruppen, bis auf das Gesicht, wo sich Größe A am besten macht, und die großen Gelenke, bei denen Größe C zu empfehlen ist, eignen sich für ein Bekleben mit dem Typ B. Die mittelgroßen Gelenke, wie zum Beispiel der Ellenbogen, die Schultern und die Handgelenke, zählen unter anderem dazu.

- **Größe C:** Je größer das Gitterpflaster ist, desto tiefer kann es auch in die Gewebeschichten der Haut vordringen. Deshalb ist der Typ C jene Variante der Crosstapes, die am tiefsten im Organismus wirken kann. Da schmerzhafte Punkte in den Fasern der Muskeln lokalisiert werden können und demnach tiefer als zum Beispiel Akupunkturpunkte, die sich unter der Haut befinden, liegen, ist der Typ C für Schmerz- sowie Triggerpunkte die beste Wahl. Diese Größe ist für große Muskelgruppen und Gelenke geeignet, wie zum Beispiel für den Rücken, die Oberschenkel, die Knie und die Sprunggelenke.

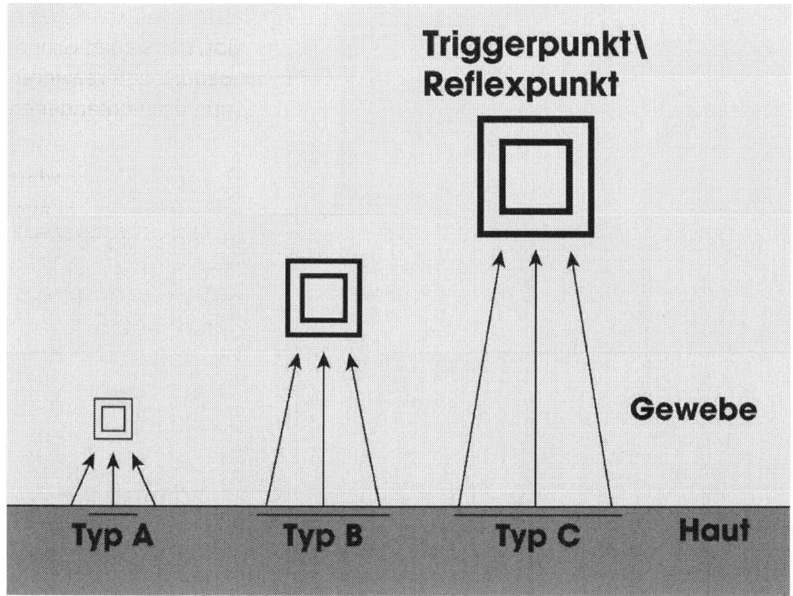

Tipp:
Sollten Sie sich aus irgendeinem Grund nicht sicher sein, welche Größe sich nun am besten für die Behandlung Ihrer Beschwerde eignet, wählen Sie im Zweifelsfall immer lieber das größere statt das kleinere Gitterpflaster.

Gitterpflaster-Anwendung konkret: Wie die zu beklebenden Stellen ermittelt werden können

Triggerpunkte und wo sie zu finden sind

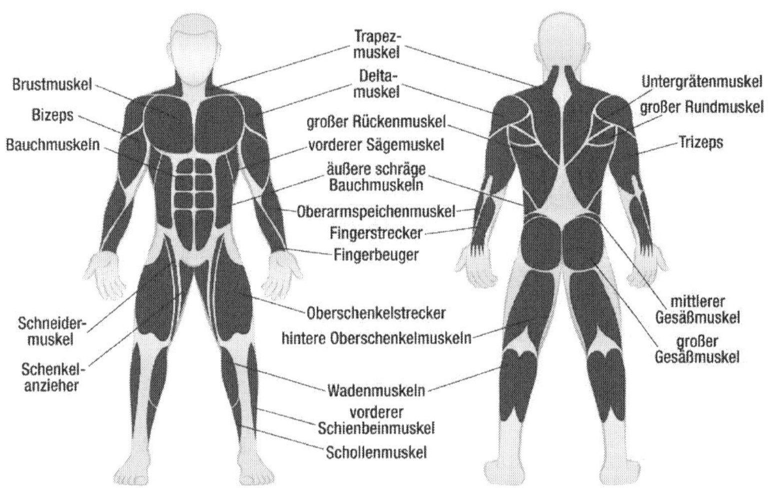

Diese kleinen Knubbel, die bei einem Druck so schmerzhaft sein können und von denen schon ein paar Male in diesem Buch die Rede war, profitieren außerordentlich gut von einer Behandlung mit den Gitterpflastern. Triggerpunkte können grundsätzlich überall im Körper lokalisiert werden, denn jeder Mensch ist anders und hat demnach andere Problemstellen. So kann es in bestimmten Regionen zu schmerzhaften Verhärtungen des Gewebes in den Muskeln kommen, die vermehrt durch Fehlhaltungen oder Überbelastung beeinträchtigt sind – welche Stellen das genau sind, ist vollkommen abhängig von dem jeweiligen Betroffenen. Trotzdem gibt es bestimmte Bereiche des Körpers, die häufiger zu solchen Muskelverhärtungen neigen, wozu der Nacken, die Schultern und der Rücken gehören. Auch wenn keine allgemeine Aussage auf die Frage, welche Triggerpunkte beim Menschen aktiv sind, getroffen werden kann, so kann dennoch eine Übersicht möglicher Stellen gegeben werden. Das wird Ihnen das Auffinden der schmerzhaften Punkte erleichtern, um diese zu identifizieren und anschließend mit einem Gitterpflaster zu bekleben. Die folgende Tabelle enthält eine Auflistung von Muskeln, die Triggerpunkte aufweisen können, und zeigt, welche Beschwerden diese verursachen können.

Körperbereich, dem die Muskeln zugeordnet werden können	**Probleme, die sich durch Triggerpunkte in den Muskeln ergeben können**	**Muskeln (Latein: musculus), die Triggerpunkte aufweisen und die die genannten Probleme verursachen können**
Gesicht, Kiefer und Kopf	• Schmerzen im Kopf, Stirnbereich, Gesicht, Kiefer und Wangen • Halsbeschwerden	• Musculus buccinator (Wangenmuskel) • Musculus digastricus (Mund- und Kiefermuskel) • Musculus Frontalis (Stirnmuskel) • Musculus Occipitalis (Hinterhauptmuskel) • Musculus Masseter (Kaumuskel) • Musculus Platysma (Halsmuskel) • Musculus Pterygoideus lateralis (Kaumuskel) • Musculus Temporalis (Kaumuskel) • Musculus Zygomaticus major (Jochbeinmuskel)
Nacken und Hals	• Schmerzen im Kopf, Nacken, den Schultern, Oberarmen und im Rücken	• Musculus Scaleni (Atemhilfsmuskeln) • Musculus Trapezius decendens, transversus und ascendens (Muskeln des oberen Rückens) • Musculus Splenius captitis und cervics (Riemenmuskel) • Musculus Sternocleidomastiodeus (großer Kopfwender) • Musculus Suboccipitales (Nackenmuskel)

Oberarme und Ellenbogen	• Schmerzen im Ellenbogen und der Ellenbogenbeuge • Tennisellenbogen • Oberarmschmerzen	• Musculus Anconeus (Ellenbogenmuskel) • Musculus Bizeps brachii (Armbeuger) • Musculus Trizeps brachii (Armstrecker) • Musculus Brachialis (Oberarmmuskel) • Musculus Coracobrachialis (Hakenarmmuskel) • Musculus Teres major und minor (Oberarmmuskel)
Unterarme	• Tennisellenbogen • Handrückenschmerzen • Schwacher Griff • Karpaltunnelsyndrom • Schmerzen im Unterarm und im Handgelenk	• Musculus Brachioradialis (Unterarmmuskel) • Musculus Extensor carpi radialis brevis, carpi radialis longis, carpi ulnaris und digitorum (Handstrecker) • Musculus Flexor carpi ulnaris und carpi radialis (Handbeuger) • Musculus Palmaris longus (langer Hohlhandmuskel) • Musculus Pronator teres (Unterarmmuskel) • Musculus Supinator (Auswärtsdreher)
Hand und Handgelenk	• Schmerzen im Daumen und Handgelenk • Probleme in der Handinnenfläche • Karpaltunnelsyndrom	• Musculus Adductor pollicis (Daumenanzieher) • Musculus Interossei (Zwischenknochenmuskel) • MusculusLumbricales (Handmuskel) • Musculus Abductor digiti (Kleinfingerspreizer) • Musculus Opponens pollicis (Daumendreher)

Schulter, Brust und oberer Rücken	• Steifer Nacken • Schulterschmerzen und Schultergelenkschmerzen • Schmerzen am Brustkorb und an den Rippen • Rückenschmerzen • Schmerzen in den Armen und Fingern • Starke Bewegungseinschränkungen	• Musculus Deltoideus (Schultermuskel) • Musculus Infraspinatus (Untergrätenmuskel) • Interkostalmuskulatur (Zwischenrippenmuskulatur) • Musculus Latissiumus dorsi (großer Rückenmuskel) • Musculus Levator scapulae (Schulterblattheber) • Musculus Pectoralis major und minor (Brustmuskel) • Musculus Serratus anterior und posterior superior (Sägemuskel) • Musculus Sternalus (Brustbeinmuskel) • Musculus Subclavius (Brustbeinmuskel) • Supraspinatur (Obergrätenmuskel)
Bauch, unterer Rücken und Hüfte	• Steifheit des unteren Rückens • Schmerzen im Rücken, Ischias, Oberschenkel, Bauch, Kreuz, am Gesäß und im Brustkorb	• Musculus Gluteus maximus, medius und minimus (Pomuskeln) • Musculus Iliopsoas (Hüftgelenkflexor) • Paraspinale Rückenmuskulatur (Wirbelsäulenstrecker und -dreher) • Musculus Piriformin (Hüftmuskel) • Musculus Quadratur lumborum (Quadratischer Lendenmuskel) • Musculus Rectus abdominis (gerader Bauchmuskel)

		• Musculus Tensor fasciae latae (Schenkelbindenspanner) • Diaphragma (Zwerchfell, Atemmuskel)
Oberschenkel (Hüfte bis Knie)	• Beinschmerzen • Beschwerden der Kniekehle • Hüftbeschwerden	• Adduktor (Oberschenkelmuskel) • Ischiocrurale Muskulatur (Kniebeuger) • Musculus Quadriceps femoris (Unterschenkelstrecker) • Musculus Sartorius (Schneidermuskel)
Unterschenkel (Knie bis Sprunggelenk)	• Schmerzen in den Waden und Knien	• Musculus Gastrocnemius (Zweibäuchiger Wadenmuskel) • Musculus Plantaris (Fußsohlenmuskel) • Musculus Popliteus (Kniekehlenmuskel) • Musculus Soleus (Schollenmuskel) • Musculus Tibialis anterior und posterior (Fußheber, hinterer Schienbeinmuskel)

Um herauszufinden, welche Triggerpunkte ganz konkret bei Ihnen aktiv sind, können Sie einige dieser ganz einfach ertasten, wobei Sie sich an der oberen Tabelle orientieren können. Da sich diese Stellen durch eine Verhärtung in Form einer kleinen *Erhebung* vom Rest der Muskelmasse abheben, können sie beim Ertasten identifiziert werden. Zudem sind Triggerpunkte meist mehr oder weniger *schmerzhaft*, wenn Druck auf sie ausgeübt wird, was ein weiterer wichtiger Indikator ist. Wenn Sie eine auffällige Wölbung oder einen Knubbel an Ihrem Körper festgestellt haben, können Sie diese mit einem Gitterpflaster bekleben, wie es in den nächsten Abschnitten genauer erklärt wird.

Akupunkturpunkte und wo sie zu finden sind

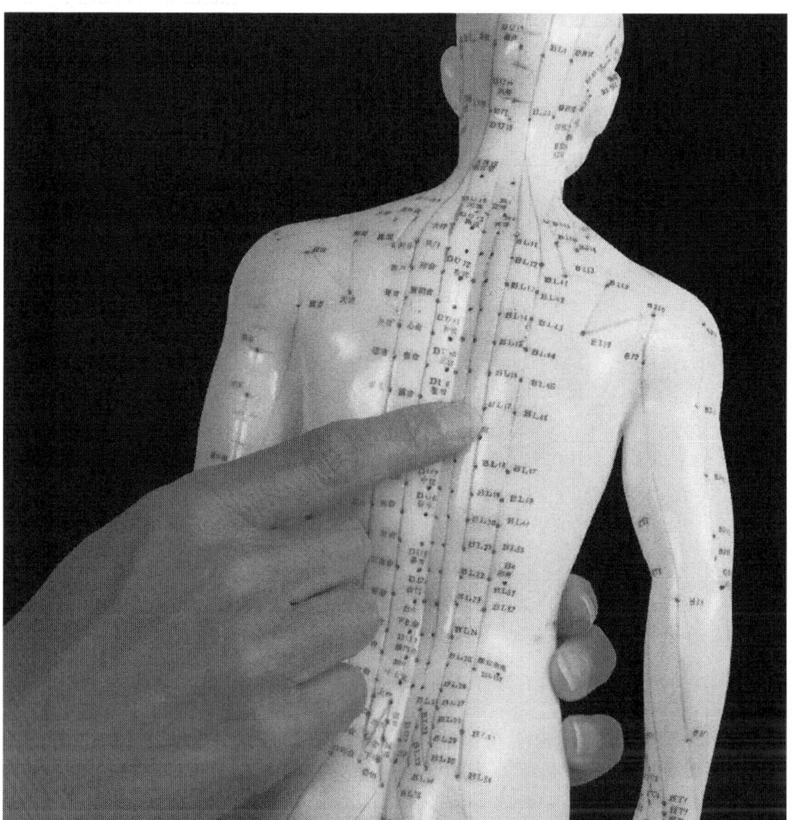

Einige der Akupunkturpunkte können außerordentlich stark von einer Behandlung mit einem Gitterpflaster profitieren. Die Stimulierung dieser zeigt eine besonders gute Wirkung auf das umliegende muskuläre und fasziale Gewebesystem, wodurch sie unterstützend auf den Körper wirken. Welche Punkte das genau sind, schauen wir uns gleich an. Doch zuvor erhalten Sie einen kleinen Einblick in die Maßeinheit, mit der die Stellen identifiziert werden können.

Die Maßeinheit „Cun“: Das Körpermaß in der Traditionellen Chinesischen Medizin

Um die Akupunkturpunkte richtig und genau an jedem Menschen lokalisieren zu können, sind genaue Angaben der jeweiligen Stelle zu machen. Der Therapeut benötigt eine exakte Anleitung, an die er sich bei der Suche anlehnen kann. Aus diesem Grund werden konkrete Maßeinheiten angegeben, mit denen das Finden des Akupunkturpunktes möglich wird.

Innerhalb der Traditionellen Chinesischen Medizin werden die klassischen, uns bekannten Maßeinheiten, darunter Zentimeter und Millimeter, nicht verwendet, da diese für das Auffinden der Akupunkturpunkte nicht geeignet sind. Die Menschen sind so verschieden in dem Aufbau ihrer Körper, dass sich diese Stellen niemals an der exakt selben Stelle befinden. Bei einem Kind beispielsweise kann der Abstand zwischen zwei Punkten unter keinen Umständen genauso groß sein wie bei einem Erwachsenen, was einfach an der unterschiedlichen Körpergröße liegt. Reguläre Zentimeterangaben sind demnach völlig unnütz. Die alten Lehrer der ostasiatischen Heilkunde waren also auf der Suche nach einer Maßeinheit, die an jeden Menschen, unabhängig von Größe und Form seines Körpers, angepasst werden konnte. Sie musste also individuell sein und sich proportional an den Menschen anpassen. Diese Maßeinheit nennt sich „Cun".

Die Proportionen eines jeden Körpers sind immer gleich, sodass gesagt werden kann, dass unter anderem der Abstand zwischen den Augenbrauen und dem Haaransatz immer drei Cun beträgt und zwischen dem Nabel und dem Ende des Brustbeines immer acht Cun liegen. Diese Einteilung in proportionale Bereiche kann für den gesamten Körper weitergeführt werden.

Im Vergleich zu anderen Einheiten ist die der Traditionellen Chinesischen Medizin also ganz und gar nicht starr. Sie geht auf den höchst individuellen Körperbau eines jeden Patienten ein, indem sie mithilfe des Daumens und der Finger von diesem arbeitet. Die Akupunkturpunkte werden mithilfe der Fingerbreiten lokalisiert, die dem zu behandelnden Menschen gehören. Wenn Sie also die Stellen an Ihrem eigenen Körper suchen, müssen Sie Ihr eigenes Fingermaß nehmen. Umgekehrt bedeutet dies, dass, wenn Sie die Punkte auf dem Körper eines Partners finden möchten, Sie seine Finger als Maß nehmen müssen. Die Fingerbreiten stellen also sozusagen das Maßband dar.

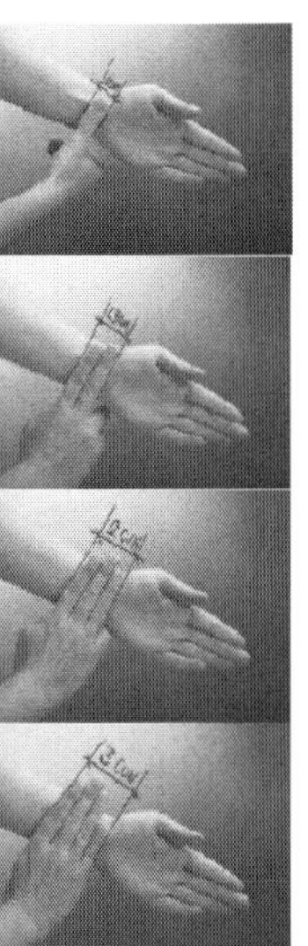

Ein Cun entspricht der dicksten Stelle am Gelenk Ihres Daumens.

Ihr Zeige- und Mittelfinger nebeneinander gelegt ergibt eineinhalb Cun.

Für zwei Cun hingegen legen Sie Ihren Ringfinger zu Ihrem Zeige- und Mittelfinger hinzu.

Drei Cun entsprechen der Breite, die sich aus Ihren vier Fingern nebeneinander, ohne Daumen, ergibt.

In den folgenden Tabellen finden Sie eine kleine Auswahl einiger bedeutender Akupunkturpunkte, die häufig bei der Linderung von Beschwerden behandelt werden, sowie deren Anwendungsbereiche und wo sie lokalisiert werden.

Akupunkturpunkte am Kopf, Nacken und Hals

Bezeichnung des Akupunkturpunktes (dazugehöriger Meridian)	**Lokalisation**	**Mit einem Gitterpflaster zu bekleben bei**
Yin Tang (-)	Exakt in der Mitte zwischen den Augenbrauen	• Unfruchtbarkeit • Schwangerschaftsprobleme • Stress und Anspannung
Blase 10 (Blasen-Meridian)	Am Hinterkopf am Ansatz des Kapuzenmuskels in der Höhe des Haaransatzes, 1 Cun neben der Mittellinie auf den Muskelsträngen	• Kopfschmerzen und Migräne • Nackensteifheit • Schlafstörungen • Halsschmerzen und Heiserkeit • Beschwerden der Stimmbänder • Schwangerschaftsprobleme • Allergien
Dünndarm 19 (Dünndarm-Meridian)	Nahe am Ohr, kurz vor dem kleinen Vorsprung vor dem Gehörgang, in der Vertiefung, die beim Öffnen des Mundes entsteht	• Konzentrationsschwäche
Du Mai 20 (Gouverneur/Lenkergefäß)	Auf der Mittellinie des Scheitels, an der höchsten Stelle, etwa 5 Cun von dem Haaransatz der Stirnmitte entfernt	• Bluthochdruck • Unruhiger Geist und Stress • Kopfschmerzen • Schlafstörungen und Müdigkeit • Depression • Libidomangel

Akupunkturpunkte an den Armen und Händen

Bezeichnung des Akupunkturpunktes (dazugehöriger Meridian)	**Lokalisation**	**Mit einem Gitterpflaster zu bekleben bei**
Dickdarm 4 (Dickdarm-Meridian)	An der höchsten Stelle des entstehenden Muskelwulstes, wenn Daumen und Zeigefinger zusammengepresst werden	• Zahnschmerzen • Kopfschmerzen • Schnupfen • Allergien • Fieber • Erkältung und Grippe • Trockene Augen • Gelenkschmerzen im Arm • Vegetative Störungen • Bluthochdruck • Übergewicht • Magenprobleme • Menstruationsprobleme • Konzentrationsstörungen • Müdigkeit • Schwangerschaftsprobleme • Nackenschmerzen • Stress und Anspannung • Mangel an Lebensenergie
Dickdarm 11 (Dickdarm-Meridian)	Am daumenseitigen Ende in der Ellenbogenfalte, nachdem der Arm um 90° angewinkelt wurde	• Hautunreinheiten und Akne • Verdauungsprobleme • Beeinträchtigungen der Arme und Schultern • Übergewicht • Magenprobleme • Konzentrationsstörungen

		den Beinen • Kopfschmerzen und Migräne • Zahnschmerzen • Herzklopfen • Schlafstörungen
Milz-Pankreas 6 (Milz-Pankreas-Meridian)	Am Unterschenkel an der Hinterkante des Schienbeins, etwa 3 Cun über dem Knöchel auf der Innenseite des Fußes	• Blasenentzündung • Durchblutungsstörungen • Appetitlosigkeit • Durchfall • Libidomangel • Menstruationsprobleme • Übergewicht • Magenprobleme • Prostataprobleme • Schlafstörungen • Gelenkschmerzen • Müdigkeit
Leber 3 (Leber-Meridian)	Auf dem Fußrücken zwischen dem ersten und zweiten Mittelfußknochen, in einer Vertiefung	• Blasenentzündung • Augenprobleme • Muskelkrämpfe • psychische Verspannung • Schlafstörungen • Appetitlosigkeit • Konzentrationsprobleme • Menstruationsschmerzen • Unregelmäßige Periode • Rücken- und Gelenkschmerzen • Allergien
Niere 1 (Nieren-Meridian)	In der Mitte der Fußsohle im oberen Drittel, knapp unter den Zehenballen und unter dem ersten und zweiten Zeh	• Niedriger Blutdruck • Schwindel und Kopfschmerzen • Durchblutungsstörungen in den Beinen • Magenprobleme

		• Burnout-Syndrom • Schlafstörungen • Erschöpfung • Libidomangel
Niere 3 (Nieren-Meridian)	Zwischen der Achillessehne und dem Knöchel auf der Innenseite des Fußes	• Osteoporose • Gelenkschmerzen • Rückenprobleme • Unregelmäßige Periode • Schwangerschaftsprobleme • Ohrprobleme (Tinnitus) • Asthma • Husten
Blase 40 (Blasen-Meridian)	In der Mitte der Kniekehle	• Rücken- und Kreuzschmerzen • Knieprobleme

Das Magnetfeld des Körpers und die statische Aufladung – wie das Gitterpflaster von ganz allein die richtige Stelle findet

Der Körper ist ein höchst intelligentes System: Nicht unser Verstand oder Ego, sondern der Körper selbst weiß am allerbesten, was gut für ihn ist. Er sagt uns ganz genau, welcher Punkt von einer Behandlung mit einem Gitterpflaster profitieren würde und in welchem Bereich dies hingegen nicht notwendig ist. Ja, Sie haben richtig gehört: Der Körper sendet klare Signale, die die richtige Stelle ganz genau anzeigen. Ist das nicht genial? Wie das funktioniert, fragen Sie sich?

Achten Sie beim Kauf der Gitterpflaster darauf, dass Sie eine gute Qualität erwerben. Diese zeigt sich vor allem durch eine **elektromagnetische Ladung** der Crosstapes, denn nur so kann es auf das Magnetfeld des Körpers reagieren und von ganz allein die zu behandelnde Stelle identifizieren.

In einem gesunden Körper weisen die unterschiedlichen Körpergewebe ein gesundes Verhältnis zwischen positiver sowie negativer Ladung auf. Im optimalen Fall ist die elektromagnetische Ladung der Hautoberfläche identisch mit dem der Gitterpflaster, wodurch keine Reaktion hervorgerufen wird, wenn ein Crosstape an den gesunden Körper gehalten wird. Wenn jedoch ein Problem vorliegt, so kommt dieses durch eine Disharmonie zwischen den beiden Polen der elektromagnetischen Ladung des Körpers zustande – hier kommt wieder einmal das Prinzip von Yin und Yang zum Tragen. Ein Schmerzpunkt zeigt demnach ein aktives, meist entzündetes Gewebe an, das einen veränderten Hautwiderstand aufweist. Die statische Ladung der Haut verlagert sich also unter anderem vom Negativen zum Positiven. Die betroffene Körperstelle weist demnach eine andere elektromagnetische Ladung auf als das Crosstape.

Dieses Phänomen macht sich das Gitterpflaster zu Nutze: Indem es selbst statisch aufgeladen ist, wird es sich von ganz allein magnetisch an einen von einem Ungleichgewicht geprägten Punkt am Körper heranziehen. Das negativ geladene Pflaster nähert sich automatisch der Region, die positiv geladen ist, denn Minus und Plus ziehen sich an, während Minus und Minus beziehungsweise Plus und Plus sich abstoßen. Hält man das Crosstape jedoch an eine gesunde Stelle, wird rein gar nichts passieren, da sich Gegenstände mit identischer Ladung nicht anziehen. So deckt das Pflaster die vorhandenen Schmerzregionen wie durch Zauberhand auf, was es für den Anwender unendlich viel leichter macht, es anzuwenden. Sie finden somit automatisch den richtigen Punkt für das Gitterpflaster – Sie können gar nicht falsch liegen, wenn Sie die Anzeichen beachten.

Schritt-für-Schritt-Anleitung: In sieben einfachen Schritten zum richtigen Aufkleben des Crosstapes

1. **Die Identifikation des Schmerzpunktes, des Triggerpunktes oder des Akupunkturpunktes:** Lokalisieren Sie die schmerzende Stelle in Ihrem Körper, die Sie mit einem Gitterpflaster behandeln möchten. Das gelingt Ihnen durch das Ertasten mit einer Hand, das Ausüben von leichtem Druck durch die Finger oder das Hin- und Herbewegen und Verschieben von betroffenen Gelenken und Muskeln. Dabei können Sie sich an den Kapiteln zu den Themen „Triggerpunkte" und „Akupunkturpunkte" orientieren, um mögliche Problemzonen zu identifizieren.

2. **Die Vorbereitung der zu beklebenden Stelle:** Nachdem Sie den Schmerzpunkt identifiziert haben, stellen Sie sicher, dass der Bereich um diesen herum sauber, fettfrei, trocken und gegebenenfalls frei von Haaren ist. Das Gitterpflaster kann nur vollständig und zuverlässig an der Haut haften bleiben, wenn diese auch gereinigt ist, ansonsten kann es sich nicht an den Körper heranschmiegen und den vollen Effekt erzielen. Zudem soll es über mehrere Tage hinweg kleben sowie Bewegungen, Schweiß und anderen Belastungen standhalten.

3. **Die Auswahl der geeigneten Größe:** Wählen Sie nun entsprechend der jeweiligen Körperstelle die passende Größe des Gitterpflasters aus. Zur Erinnerung: *Größe A* eignet sich für Kinder und bei Erwachsenen für den Kopf, Hals, die Hände und die Füße. *Größe B* ist für größere Muskelgruppen und Gelenke geeignet, wie Arme, Nacken, Handgelenke, Schultern oder Ellenbogen. *Größe C* ist optimal für die ganz großen Muskelgruppen und Gelenke, darunter unter anderem der Rücken, die Oberschenkel, die Knie oder die

Sprunggelenke. Ziehen Sie dafür gegebenenfalls den Abschnitt zu diesem Thema weiter oben heran, damit Sie sich vergewissern können, dass Sie sich auch für den Typ entscheiden, der die bestmögliche Wirkung auf den Schmerzpunkt erzielen wird.

4. **Das Entfernen des Gitterpflasters von der Trägerfolie:** Nehmen Sie das von Ihnen gewählte Crosstape in der richtigen Größe und ziehen Sie das Pflaster ab. Bei diesem Prozess behält das Pflaster die negativ geladenen Elektronen, während die Folie positiv geladen zurückbleibt – so entsteht die statische Aufladung des Tapes, was für den nächsten Schritt benötigt wird. Knicken Sie dafür die Trägerfolie und greifen Sie das Gittertape an einer Ecke vorsichtig mit einem Daumennagel oder einer Pinzette aus Kunststoff. Bitte verwenden Sie keine Metallpinzette, da sie zur Entladung des Pflasters führen könnte. Ziehen Sie es nun langsam von der Folie ab, doch achten Sie darauf, dass Sie möglichst wenig von der Klebefläche des Gitterpflasters berühren. So vermeiden Sie, dass die Klebefähigkeit durch Schmutz oder Hautfeuchtigkeit reduziert wird. Außerdem ist es nicht ratsam, das Tape mit Daumen und Zeigefinger zu halten, da sonst die energetische Eigenhaftung mit der Ladung des Tapes interferieren könnte. Halten Sie deshalb eine Ecke möglichst nur mit einer Fingerspitze oder, wie bereits erwähnt, noch besser mit einer Kunststoffpinzette.

5. **Das Ermitteln der zu beklebenden Stelle über die statische Aufladung:** Mit dem Gitterpflaster, an der Fingerspitze heftend oder mit der Pinzette haltend, streifen Sie nun in einem großzügigen Umkreis um jenen Schmerzpunkt, den Sie zuvor in Schritt 1 ermittelt haben. Halten Sie es nicht fest, denn es soll nur locker am Finger haften, damit es sich möglichst frei bewegen kann. Geben Sie dem Tape die Chance, sich mithilfe seiner elektromagnetischen Aufladung die richtige Stelle am Körper auszusuchen, indem Sie es ganz langsam über das vorgedehnte Areal streifen. Tun Sie dies nicht nur mit einer Ecke des Pflasters, sondern möglichst mit der vollen Fläche. Versuchen Sie dies aus verschiedenen Richtungen, bis etwas passiert. Es wird sich automatisch an einer bestimmten Stelle an das gestörte Gewebe heransaugen, an diesem sozusagen hängen bleiben, da an diesem die Ladung der Haut eine andere Spannung aufweist als am restlichen Körper. Es ist, als wenn es vom Finger gezogen wird, an den das Tape zuvor angeheftet war. Optisch gesehen sieht es aus, als wenn das Gitterpflaster magnetisch von der Haut angezogen und festgehalten wird – was ja auch der Fall ist. Sollten Sie keine dieser Reaktionen feststellen können, fühlt sich also das Tape an keiner Stelle zum Körper hingezogen, sondern gleitet es ohne Widerstand über die Haut, gehen Sie wieder zu Schritt 1 zurück und identifizieren Sie einen neuen Schmerzpunkt. Der, den Sie zuvor ermittelt haben, scheint in diesem Fall keine Behandlung zu benötigen, da keine Anziehung von Gitterpflaster und Haut zu beobachten war. Das ist das Anzeichen dafür, dass,

wenn der Schmerz auch dort wahrnehmbar ist, sich die sogenannte Problemzone trotzdem woanders befindet.

Hinweis: In selteneren Fällen kann es auch zu einer deutlich sichtbaren Abstoßung zwischen dem Gitterpflaster und einem bestimmten Hautareal kommen. Da auch diese Reaktion ein Ungleichgewicht an dieser Stelle anzeigt, sollte auch dieser Punkt anschließend beklebt werden.

6. **Das Anlegen des Gitterpflasters:** Wenn sich das Crosstape an einer Stelle angesaugt hat, können Sie es dort vollständig antupfen beziehungsweise anreiben und somit aufkleben. Dabei streifen Sie es so fest, dass es zu keiner Bildung von Falten darunter kommt. Streichen Sie von innen nach außen über das Pflaster, um den Kontakt zwischen Haut und Kleber an jeder Stelle zu gewährleisten. Mithilfe eines reibenden Fingers kann der Kleber seine Klebefähigkeit am besten entfalten, da diese unter anderem von der Körperwärme beeinflusst wird und es sich so optimal mit der Haut verbinden und während der Tragezeit von jeweils ca. vier bis sechs Tagen wirken kann.

7. **Das Aufkleben weiterer Gitterpflaster:** Wenn Sie möchten, können Sie das beschriebene Prozedere in demselben Körperareal wiederholen, um mögliche weitere Schmerzpunkte mithilfe der elektromagnetischen Aufladung des Crosstapes zu identifizieren. Besonders im Knie- oder Schulterbereich ist es oftmals angebracht, 2 oder mehr Crosstapes zu fixieren.

10 Hilfreiche Tipps und Tricks für die Anwendung der Wunderwerkzeuge

Tipp Nummer 1: Der Zustand der Haut entscheidet über die Klebefähigkeit und -dauer

Wie lange ein Gitterpflaster letztendlich hält, also wie lange es insgesamt seine Wirkung auf den Körper ausüben kann, ist stark von der Beschaffenheit der Haut abhängig. Wenn die Oberfläche dieser mit Schmutz, Überresten von Cremes oder anderen Pflegeartikeln sowie von langen Haaren bedeckt ist, kann das Tape unmöglich daran haften bleiben. Achten Sie deshalb akribisch darauf, dass Ihre Haut wirklich vollständig gereinigt und fettfrei ist. Am besten waschen Sie die Stellen mit klarem Wasser ab, die Sie bekleben möchten, um Sie so bestmöglich vorzubereiten. Gegebenenfalls können Sie das Areal zusätzlich desinfizieren.

Tipp: Um sicherzugehen, dass Ihre Haut auch wirklich fettfrei ist und das Gitterpflaster bestmöglich für längere Zeit daran kleben bleiben kann, benutzen Sie etwas erkalteten schwarzen Kaffee. Reiben Sie mit diesem das Hautareal großzügig ab, bevor Sie das Tape anbringen.

Sollte es ein stark behaarter Bereich sein, rasieren Sie diesen, denn das Pflaster hält am besten auf einer glatten Oberfläche. Außerdem soll es vollständig an der Haut anliegen, damit das Gewebe überhaupt stimuliert werden kann. Um zusätzliche Hautirritationen zu vermeiden, sollten Sie von einer frischen Rasur, Waxing oder Ähnlichem absehen. Warten Sie stattdessen einen Tag ab, bis sich die Haut nach der Haarentfernung wieder beruhigt hat. So vermeiden Sie eine Überreizung des Gewebes.

Wenn Sie diese Tipps befolgen, werden Sie die Gitterpflaster problemlos auch über mehrere Tage hinweg unter der Kleidung tragen können.

Tipp Nummer 2: Die Qualität des gekauften Gitterpflasters testen

Leider werden im Handel viele Crosstapes zum Kauf angeboten, die nicht statisch aufgeladen sind. Diese nicht originalen Pflaster besitzen damit nicht die überaus wichtige und für eine korrekte Anwendung notwendige Eigenschaft, die es erst ermöglicht, die richtige Stelle des Beklebens zu identifizieren. Sie können allerdings mit einem einfachen Test herausfinden, ob Sie ein originales Tape oder eines ohne elektromagnetische Ladung käuflich erworben haben.

Reiben Sie dafür Ihre Hände zunächst stark aneinander. Ziehen Sie dann ein Crosstape von der Trägerfolie ab und lassen Sie es an einem Finger haften. Halten Sie es in einem geringen Abstand vor Ihre zweite Hand und beobachten Sie, was passiert. Wenn es sich zu der durch Reibung erwärmten Handfläche hingezogen fühlt, haben Sie die statische Aufladung und damit die Originalität des Gitterpflasters festgestellt. Sollte nichts passiert sein, haben Sie leider keine gute Qualität erworben.

Tipp Nummer 3: Das Vordehnen der Haut

Bevor Sie das Gitterpflaster ankleben, sollten Sie unbedingt darauf achten, die Haut vorzudehnen. In den Bereichen des Körpers, die über die Zeit besonders viel bewegt werden, unter anderem der Rücken, aber vor allem die Gelenke, muss sichergestellt werden, dass Sie die Haut leicht dehnen. Kleben Sie das Tape also zum Beispiel nicht auf das gestreckte, also nicht vorgedehnte Knie oder Handgelenk, denn es wird so Falten werfen und sich von der Haut ablösen. Damit ist es nicht in der Lage, seine heilsame Wirkung im Körper zu entfalten. Zudem ist es für den Träger ein unangenehmes Gefühl, wenn das Pflaster ungleichmäßig an der Haut zieht. Machen Sie stattdessen einen Buckel wie eine Katze, wenn Sie den Rücken bekleben möchten oder winkeln Sie den Ellenbogen oder das Knie erst an, bevor Sie mit dem Gitterpflaster darüberfahren. So sind die maximale Klebefähigkeit, die längste Haltbarkeit und der beste Tragekomfort gewährleistet.

Tipp Nummer 4: Die richtige Ausrichtung des Gitterpflasters

Bei der Verwendung der Crosstapes ist die Ausrichtung von diesen zu den Hautlinien von Bedeutung. Achten Sie darauf, dass Sie das Gitterpflaster stets so aufkleben, dass eine Spitze zum Kopf zeigt. Richten Sie also nicht eine der Seitenkanten parallel zum Boden, sondern eine der Ecken zum Gesicht hin aus. Als Orientierung können Sie sich dafür einfach normal hinstellen und die Arme locker an den Seiten herunterhängen lassen. Der optimale Tragekomfort und die längste Haltbarkeitsdauer sind vor allem dann gegeben, wenn sich das Pflaster wie abgebildet schräg zu den Hautlinien befindet.

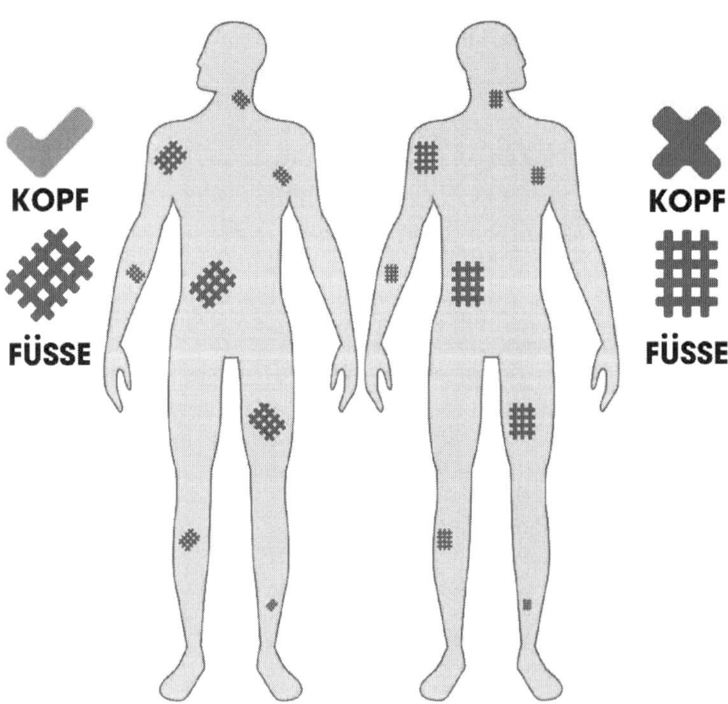

Tipp Nummer 5: Verwenden Sie keine Pinzette aus Metall, sondern nur aus Kunststoff

Wegen der elektromagnetischen Aufladung des Gitterpflasters sollte immer eine Pinzette aus Kunststoff verwendet werden. Das Problem bei Metallen ist, dass zu viel Energie verloren geht, wenn sie in Berührung mit den statisch aufgeladenen Tapes kommen. Da diese Eigenschaft jedoch überaus wichtig für das Auffinden der richtigen Körperpunkte ist, sollte unbedingt das richtige Material des Hilfsmittels beachtet werden. Im Zweifelsfall reicht es aus, wenn Sie statt einer Pinzette einfach die Spitze eines Fingers benutzen.

Tipp Nummer 6: Reibung aktiviert die volle Kraft des Klebers

Aktivieren Sie die volle Klebkraft der Gitterpflaster durch die Zufuhr von Wärme durch Reibung. Nachdem Sie es faltenfrei auf der Haut angebracht haben, streichen Sie mehrfach darüber, damit es sich an allen Stellen perfekt an die Oberfläche anschmiegen kann. Dadurch entsteht Wärme, die dabei hilft, den nahtlosen Kontakt zwischen dem Pflaster und der Haut herzustellen. Das Resultat ist ein festsitzendes Gitterpflaster.

Tipp Nummer 7: Beobachten Sie die Reaktion Ihres Körpers für die nächsten 30 Minuten nach dem Aufkleben

Richten Sie Ihre Aufmerksamkeit nach dem Aufkleben des Crosstapes besonders auf Ihren Körper und die behandelte Stelle. Warten Sie für mindestens 30 Minuten die Reaktion des Organismus auf das Pflaster ab, sodass Sie im schlimmsten Fall sofort handeln können. Es kann vorkommen, dass die Haut auf den Kleber und die tiefgehende Massage sowie Stimulierung mit leichten Rötungen, einem Juckreiz, Kribbeln oder mit Ähnlichem reagiert. Das ist nicht weiter schlimm, solange dies nur zwischen 10 und 15 Minuten anhält – wichtig ist, dass es eine *kurzzeitige* Erscheinung bleibt. Ist die Anomalie danach noch nicht von allein verschwunden, sollten Sie das Tape jedoch wieder entfernen.

Die folgenden aufgezählten Punkte sind **Anzeichen** dafür, dass alles in Ordnung ist und Sie das Gitterpflaster an der richtigen Stelle angeklebt haben:

- Ihre Haut zeigt höchstens eine minimale Reaktion auf das Tape, die nicht länger als 10 bis 15 Minuten anhält. Noch besser ist es, wenn Sie gar keine Veränderung feststellen können.
- Das Pflaster schmiegt sich förmlich an die Hautoberfläche an.
- Der Tragekomfort ist angenehm und bequem.
- Sie spüren das Gittertape gar nicht oder nur ganz leicht auf der Haut.
- Es stört oder behindert Sie bei keiner Bewegung Ihres Körpers.

Tipp Nummer 8: Vermeiden Sie den Kontakt zu Feuchtigkeit für zwei Stunden nach dem Aufkleben

Um die längste Haltbarkeit und Tragedauer der Gitterpflaster gewährleisten zu können, ist es ratsam, wenn Sie für etwa zwei Stunden nach dem Aufkleben das Tape nicht nass machen. Vermeiden Sie zunächst eine starke Beanspruchung des Pflasters durch aktive Bewegungen, schweißtreibenden Sport und den Kontakt mit Wasser, um ein vorzeitiges Ablösen des Pflasters zu verhindern. Das kann auftreten, wenn der Kleber noch keine Chance hatte, seine volle Klebkraft zu entfalten: Diese entsteht nach und nach durch die Körperwärme. Nach etwa zwei Stunden sollte das Pflaster vollständig haften und Sie können ohne Rücksicht auf das Crosstape allen Aktivitäten Ihres Tages nachgehen.

Tipp Nummer 9: Das Auswechseln des Gitterpflasters nach spätestens sieben Tagen

Gitterpflaster haften in der Regel zwischen vier bis sechs Tage an der Haut. Sollte Ihres länger als sieben Tage halten, ohne dass es von allein abgegangen ist, ist es ratsam, dass Sie es entfernen und ein neues an derselben Stelle anbringen – vorausgesetzt, die statische Ladung zeigt an, dass der Punkt immer noch ein Ungleichgewicht im Gewebe aufweist. Bei einer Tragedauer von bis zu einer Woche und darüber hinaus lässt die Klebekraft der Crosstapes so stark nach, dass keine gute und intensive Haftung mehr an der Haut besteht. Dadurch wird der Effekt auf das Gewebe immer weiter reduziert, bis zu einem Punkt, an dem es mehr Sinn macht, das Gitterpflaster durch ein frisches zu ersetzen.

Tipp Nummer 10: Das schmerzfreie Entfernen des Gitterpflasters

Für den Fall, dass Sie das Crosstape entfernen müssen, brauchen Sie sich keine Sorgen darüber zu machen, dass es womöglich schmerzhaft werden könnte. Ziehen Sie das Gitter stets mit der Richtung des Haarwuchses und in einem flachen Winkel ab. Gegebenenfalls können Sie das Tape mit Wasser befeuchten, um so den Kleber noch einfacher und schmerzfreier entfernen zu können. Wenn Sie diese simplen Dinge beachten, stellt das Abziehen gar kein Problem dar.

FALLBEISPIELE – SO KÖNNTE DIE BEHANDLUNG MIT EINEM GITTERPFLASTER KONKRET AUSSEHEN

Im Folgenden erhalten Sie einen kleinen Einblick in einige Fallbeispiele aus der Praxis.

Patient: Karl, Geschlecht: männlich, Alter: 8 Jahre

Der achtjährige Karl zeigte einige kleine Knoten hinter dem rechten Ohr, die etwa kirschkerngroß waren und infektbedingt auftraten. Es erfolgte eine Behandlung mit Gitterpflastern an der Lymphe am Hals und an den Händen und Füßen. Der kleine Karl empfand das Tragen der Tapes als sehr angenehm, er war entspannt und er kommunizierte, dass der Druck und der Schmerz nachließen. Nach nur drei bis vier Stunden der Behandlung war eine Besserung der Symptome zu verzeichnen.

Patient: Elisa, Geschlecht: weiblich, Alter: 10 Jahre

Elisa, ein zehnjähriges Mädchen, das an migräneartigen Kopfschmerzen litt, wurde mit Gitterpflastern in der Stirnregion beklebt. Diese lösten die Verkrampfungen und Elisa konnte sich zunehmend mehr entspannen.

Patient: Marie, Geschlecht: weiblich, Alter: 11 Jahre

Die elfjährige Marie kam mit zahlreichen Ängsten, wie der Angst vor Erkrankungen, Verlust der Eltern und der Dunkelheit, sowie Einschlafstörungen nach einer Infektion zum Heilpraktiker. Sie erhielt Gitterpflaster an den sogenannten Angstpunkten, die sich an Knie, Fuß, Arm und Rücken befinden. Die Eltern berichteten, dass Marie noch am selben Abend nach der Behandlung gut einschlafen konnte und fest durchgeschlafen hat. Nach einer weiteren Behandlung sieben Tage später war das junge Mädchen vollständig frei von Beschwerden.

Patient: Klara, Geschlecht: weiblich, Alter: 12 Jahre

Klara zeigte nach einer Infektion einige Anzeichen von Schwindel, die durch das Bekleben von Punkten, die eng mit dem vegetativen Nervensystem zusammenhingen, behoben werden sollten. Noch während der Behandlung zeigte die Zwölfjährige eine leichte Verschlechterung der Symptome, doch bereits eine halbe Stunde später trat die Erleichterung ein. Am darauffolgenden Tag war Klara vom Schwindel befreit.

Patient: Tanja, Geschlecht: weiblich, Alter: 38 Jahre

Tanja klagte über akute Schmerzen im linken Mittelfingergelenk, die mithilfe einer Massage der betroffenen Stelle und des anschließenden Beklebens mit Gitterpflastern gelindert werden sollten. Zwei Tage später berichtete die 38-Jährige von einer leichten Verbesserung, aber auch von dem Problem, dass sich die Tapes beim regelmäßigen Händewaschen nach nur einem Tag gelöst haben. Die Behandlung wurde wiederholt und Tanja wurde angewiesen, selbstständig die Pflaster zu erneuern, wenn sie sich wieder einmal abgelöst haben sollten. Weitere fünf Tage später stellten die Schmerzen fast keine Einschränkung mehr für die Patientin dar, sodass sie kurz darauf vollständig schmerzfrei wurde.

Patient: Sabrina, Geschlecht: weiblich, Alter: 56 Jahre

Die 56-jährige Sabrina hatte eine starke Entzündung ihrer Achillessehne, weshalb sie den Anforderungen des Alltags kaum noch gewachsen war. Die Schmerzen machten Treppensteigen unmöglich. Eine Behandlung durch Chiropraktik wurde mit Gitterpflastern neben der betroffenen Achillessehne ergänzt. In der darauffolgenden Woche konnte die Patientin bereits wieder längere Wege zu Fuß zurücklegen und auch einige Stufen beim Treppensteigen wurden möglich. Vollständig schmerzfrei war Sabrina nach fünf weiteren Behandlungen.

Heilung durch Gitterpflaster: Vorteile und Besonderheiten der Verwendung von Cross-Tapes – eine Zusammenfassung

„Klein, aber oho" – so lautet das Motto der Gitterpflaster. Auch wenn sie unscheinbar und viel zu klein anmuten, als dass sie einen nennenswerten Effekt auf den Körper haben könnten, steckt viel mehr hinter den Tapes mit der netzartigen Struktur. Dass sie bei unzähligen Beschwerden, ob körperlich oder geistig, dem Anwender Linderung verschaffen können, haben Sie bereits erfahren. Doch zudem birgt das Gitterpflaster ebenfalls etliche Vorteile in der praktischen Anwendung.

Crosstapes sind unscheinbar und wirken sanft und subtil auf den Körper ein – ohne dabei an Wirkung einstecken zu müssen. Im Gegensatz zu anderen Methoden sind sie nicht invasiv und werden nicht von Schmerzen während der Behandlung begleitet, zudem ist es nicht einmal erforderlich, dass sie durch einen Fachmann angebracht werden. Jeder Mensch ist in der Lage, die kleinen Pflaster anzubringen, denn ein weiterer Vorteil ist, dass sie keine unangenehmen Nebenwirkungen hervorrufen. Selbst, wenn ein Tape einmal an einer falschen Stelle festgeklebt wird, verursacht das bei dem Träger in der Regel keine Nachteile.

Die Anwendung der kleinen Wunderwerkzeuge ist denkbar einfach. Durch die elektromagnetische Aufladung dieser kann der Patient sogar eindeutig erkennen, wo das Gitterpflaster den korrekten Platz einnimmt, also an welcher Stelle es genau auf der Haut befestigt werden sollte. Dadurch ist es schwierig, hier irgendetwas falsch zu machen.

Dadurch, dass keinerlei Medikamente oder andere Substanzen involviert sind, die auf den Patienten einwirken könnten, muss der Anwender keine Vorkehrungen in der Hinsicht treffen. Er muss weder die Verträglichkeit mit anderen Arzneien prüfen noch muss er sich Sorgen darüber machen, ob die Gitterpflaster auch mit anderen Therapien kombinierbar sind. Das Einzige, was er beachten sollte, ist, dass manche Allergiker stärkere Reaktionen auf den Kleber zeigen könnten. Doch auch in diesem Fall liefert der Körper klare Signale darüber, ob das Tape verwendet werden sollte, die unmissverständlich gedeutet werden können.

Im Vergleich zu anderen Tapes, die großflächiger auf der Haut angebracht werden, sind Gitterpflaster deutlich unscheinbarer und weisen einen höheren Tragekomfort auf. Da sie kleiner sind und lokal eingesetzt werden, halten sie auch um einiges länger als zum Beispiel Kinesio-Tapes. Auch bei höheren Temperaturen liegen sie angenehmer auf dem Körper, da sie kaum spürbar sind.

Der Anwendungsbereich der kleinen Wunderwerkzeuge ist zudem enorm. Das Spektrum von Beschwerden, die Linderung durch Gitterpflaster erfahren können, ist sehr groß und reicht von A wie Akne bis hin zu Z wie Zähneknirschen. Im folgenden Teil dieses Buches wird näher auf die einzelnen Einsatzgebiete eingegangen, sodass Sie einen ganz konkreten Plan an die Hand bekommen, was Sie zu tun haben, wenn Sie eine der aufgelisteten Probleme bei sich identifizieren.

Anwendungsbereiche von A bis Z

Hinweise vor jedem Gebrauch

- Pflaster stets symmetrisch auf beiden Körperseiten anbringen (Ausnahme: Wenn sich der Punkt auf der Mittellinie befindet).
- Wenn sich das Pflaster nicht von selbst an einen Punkt heranzieht, gehen Sie zum nächsten Punkt über.
- Lassen Sie sich von einem Partner helfen, wenn Sie die zu beklebende Stelle nicht eigenständig erreichen können.

Größen der Gitterpflaster
- Typ A = kleinste Größe
- Typ B = mittlere Größe
- Typ C = größte Größe
- Bei Unsicherheit für das größere Pflaster entscheiden

Körpermaß:
- 1 Cun = Breite des Daumens
- 1,5 Cun = Breite des Zeigefingers und Mittelfingers
- 2 Cun = Breite des Zeigefingers, Mittelfingers und Ringfingers
- 3 Cun = Breite des Zeigefingers, Mittelfingers, Ringfingers und kleinen Fingers

AKNE

Akne ist eine Hauterkrankung, die besonders verbreitet ist bei Jugendlichen, vorwiegend während der Pubertät. Die Symptome, die von Pickeln über Mitesser bis hin zu Pusteln reichen können, finden ihre Ursache hauptsächlich in einer hormonellen Umstellung des Körpers, doch auch Stress, Arzneimittel sowie Kosmetik- und Pflegeprodukte können Akne auslösen.
Die hier vorgestellten Punkte können bei Ausschlägen im Gesicht, aber auch am ganzen Körper mit Gitterpflastern beklebt werden.

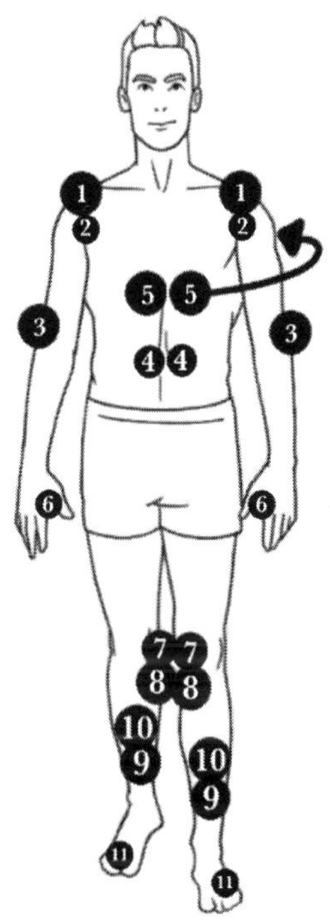

Punkt	Lokalisation	Größe des Gitterpflasters
1	Auf der Körpervorderseite 2 bis 3 Cun über der Beugefalte der Achsel	Typ B oder Typ C
2	Auf der Körpervorderseite 1 bis 1,5 Cun über der Beugefalte der Achsel	Typ B oder Typ C
3	An der äußeren Seite des Unterarms in der Ellenbeuge	Typ B oder Typ C
4	Auf beiden Seiten neben dem Bauchnabel	Typ A oder Typ B
5	Auf dem Rücken am Schulterblatt am unteren, inneren Rand	Typ B oder Typ C
6	Zwischen Daumen und Zeigefinger auf dem Handrücken	Typ A oder Typ B
7	Auf Kniehöhe an der Innenseite des Beins	Typ B oder Typ C
8	In der Kniekehle	Typ B oder Typ C
9	In der Mitte des Unterschenkels direkt unter der Wade	Typ B oder Typ C
10	In der Mitte des Unterschenkels auf halber Höhe zwischen der Wade und der Ferse	Typ B oder Typ C
11	Auf dem Fußrücken direkt hinter dem dritten Zeh	Typ A oder Typ B

Allergie

Allergien können Hautreaktionen und sogar lebensbedrohliche Symptome hervorrufen, wenn ein Mensch allergisch auf eine bestimmte Substanz reagiert. Das extreme Verhalten des Körpers resultiert aus einer verhältnismäßig übertriebenen Reaktion des Immunsystems.

Die hier aufgelisteten Punkte können allgemein bei jeder Form von Allergien angewendet werden. Sollte eine Verschlimmerung der Symptome nach dem Bekleben auftreten, entfernen Sie bitte umgehend alle Gitterpflaster.

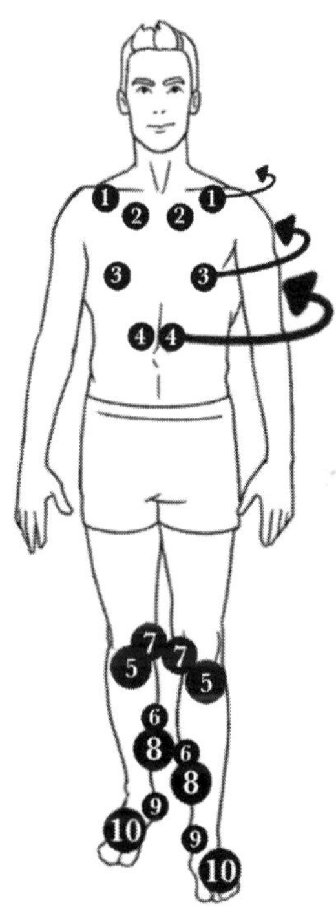

Punkt	Lokalisation	Größe des Gitterpflasters
1	Auf der Körperrückseite in der Mitte des Schulterblatts am oberen Rand	Typ A oder Typ B
2	Am Rand des Schulterblatts auf der Innenseite, zur Wirbelsäule zeigend	Typ A oder Typ B
3	Auf der Körperrückseite auf der unteren Spitze des Schulterblatts	Typ A oder Typ B
4	Auf dem Rücken 1 bis 1,5 Cun neben der Wirbelsäule auf der Höhe der untersten Rippe	Typ A oder Typ B
5	Direkt unter der Kniescheibe	Typ B oder Typ C
6	In der Mitte auf dem Unterschenkel zwischen Knie und Fußgelenk, neben dem Schienbein auf der inneren Seite	Typ A oder Typ B
7	In der Kniekehle	Typ B oder Typ C
8	2 bis 3 Cun über dem Knöchel auf der Innenseite des Fußes	Typ B oder Typ C
9	Auf der Innenseite der Ferse	Typ A oder Typ B
10	Auf dem Fußrücken direkt hinter dem zweiten Zeh	Typ B oder Typ C

Appetitlosigkeit

Ein mangelnder Appetit kann aufgrund von Stress oder einer psychischen Belastung entstehen. Meist sind die Symptome vorübergehend und der Appetit kehrt zurück, wenn der Auslöser wegfällt. In anderen Fällen hängt die Erscheinung mit einer Krankheit zusammen, darunter zum Beispiel Magen-Darm-Grippe, Lebensmittelvergiftung, Migräne oder Depression.

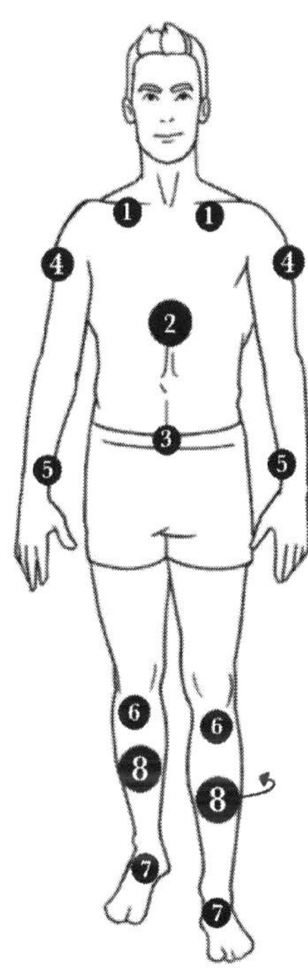

Punkt	Lokalisation	Größe des Gitterpflasters
1	Auf der Körpervorderseite direkt unter dem Schlüsselbein	Typ A oder Typ B
2	Auf der Mittellinie der Körpervorderseite 1,5 bis 2 Cun über dem Bauchnabel	Typ B oder Typ C
3	Auf der Mittellinie der Körpervorderseite 1,5 bis 2 Cun unter dem Bauchnabel	Typ A oder Typ B
4	Am Arm auf dem Bizeps im oberen Drittel	Typ B oder Typ C
5	Auf der Innenseite des Unterarms 1 bis 1,5 Cun über dem Handgelenk	Typ A oder Typ B
6	Auf dem Schienbein unter der Kniescheibe	Typ B oder Typ C
7	Auf dem Fußrücken auf der Mitte und in der Höhe des Sprunggelenks	Typ A oder Typ B
8	Auf der Körperrückseite in der Mitte des Unterschenkels direkt unter der Wade	Typ B oder Typ C

ASTHMA

Asthma ist eine Erkrankung der Lunge, bei der die Bronchien entzündet sind. Sie ist chronisch und manchmal sogar heilbar. Der Patient leidet unter Husten, einem Engegefühl in der Brust, Atemgeräuschen und Atemnot, die anfallsartig erscheinen. Auslöser können zum Beispiel Allergien oder eine Infektion, Anstrengung, Stress oder Medikamente sein.

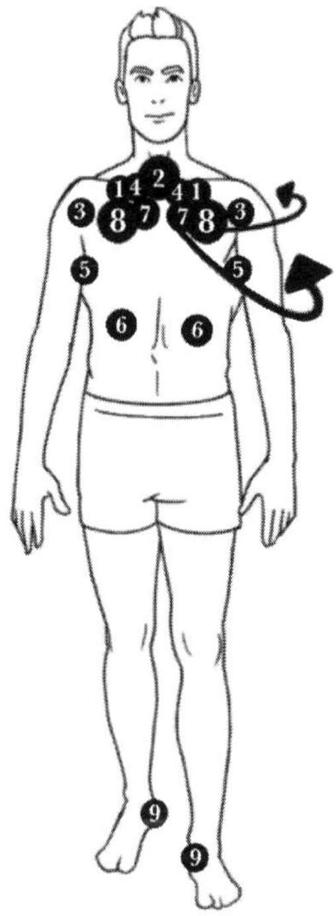

Punkt	Lokalisation	Größe des Gitterpflasters
1	Auf der Körpervorderseite unterhalb des Schlüsselbeins	Typ A oder Typ B
2	Auf der Körpervorderseite auf dem Brustbein mittig zwischen den Schlüsselbeinen	Typ B oder Typ C
3	Auf der Körpervorderseite 1 bis 1,5 Cun über der Beugefalte der Achsel	Typ A oder Typ C
4	Auf der Körpervorderseite am unteren Ende vom Schlüsselbein	Typ B oder Typ C
5	Auf der Körpervorderseite 1,5 bis 2 Cun unter der Beugefalte der Achsel zur Brust hin	Typ A oder Typ B
6	An den Seiten des Oberkörpers auf der Vorderseite mittig vom unteren Rippenbogen	Typ B oder Typ C
7	Auf der Körperrückseite neben der Wirbelsäule am oberen Rand des Schulterblattes	Typ B oder Typ C
8	Auf der Körperrückseite neben der Wirbelsäule auf der Höhe der Mitte des Schulterblattes	Typ B oder Typ C
9	Am Fuß direkt unter dem Knöchel auf der Innenseite	Typ A oder Typ B

Bauchschmerzen

Bauchschmerzen können diverse Auslöser haben und Begleiterscheinungen bei vielen Krankheiten sein. Die hier angegebenen Punkte wirken harmonisierend auf das Verdauungssystem bei unspezifischen Schmerzen im Bauch, unter anderem bei Blähungen oder Völlegefühl.

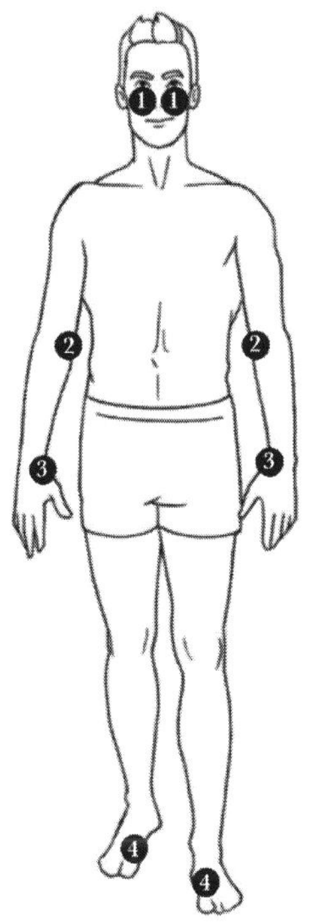

Punkt	Lokalisation	Größe des Gitterpflasters
1	Im Gesicht mittig unter den Augen	Typ A oder Typ B
2	Auf der Innenseite des Armes in der Ellenbeuge	Typ A oder Typ B
3	Auf der Innenseite des Armes auf dem Handgelenk	Typ A oder Typ B
4	Auf dem Fußrücken direkt hinter dem großen Zeh	Typ A oder Typ B

Blutdruck, hoch

Von hohem Blutdruck ist die Rede, wenn die Blutdruckwerte über 140/90 mmHg (= Millimeter Quecksilbersäule; sie ist eine Maßeinheit zur Angabe des Blutdrucks) liegen. Die weit verbreitete Erkrankung ist meist ein Anzeichen von starkem Stress, einem ungesunden Lebensstil oder Medikamenten. Die zahlreichen Symptome, wie Kopfschmerzen, Schlafstörungen, Schwindel, Sehstörungen und Ähnliches, sind nur Anzeichen der Schädigung der Blutgefäße durch den extremen Druck. Folgeerkrankungen, unter anderem Schlaganfall und Herzinfarkte, sind nicht selten.

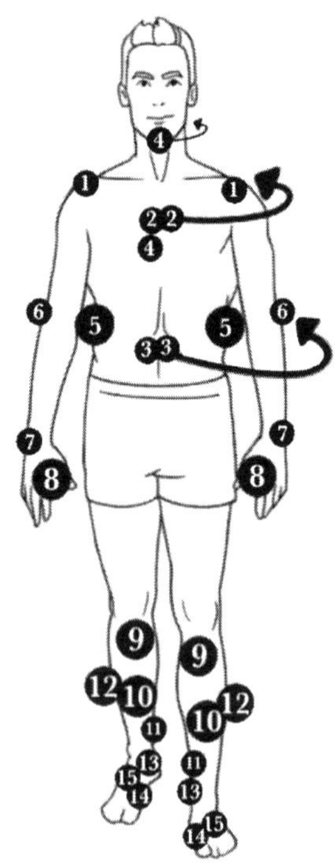

Punkt	Lokalisation	Größe des Gitterpflasters
1	Auf der Körpervorderseite auf der Schulter 2 bis 3 Cun über der Beugefalte der Achsel	Typ B oder Typ C
2	Auf dem Rücken neben der Wirbelsäule auf der Höhe der Unterkante des Schulterblattes	Typ A oder Typ B
3	Auf dem Rücken neben der Wirbelsäule in der Höhe der oberen Kante des Beckenkamms	Typ A oder Typ B
4	Im Nacken in der Mitte der Wirbelsäule direkt unter dem Haaransatz	Typ A oder Typ B
5	An der äußeren Körperseite des Oberkörpers 2 bis 3 Cun über dem Beckenkamm	Typ B oder Typ C
6	Am Arm neben dem Ellenbogenknöchel auf der Außenseite	Typ A oder Typ B
7	Auf der Außenseite des Unterarms auf dem Handgelenk	Typ A oder Typ B
8	Auf dem Handrücken direkt unter der Beugefalte des Daumens und Zeigefingers	Typ B oder Typ B
9	Auf dem Schienbein 1 bis 1,5 Cun unter der Kniescheibe	Typ B oder Typ C
10	Am Bein 3 Cun über dem Knöchel auf der Innenseite	Typ B oder Typ C
11	Am Bein 1 bis 1,5 Cum über dem Knöchel auf der Innenseite	Typ A oder Typ B
12	Am Unterschenkel auf der Außenseite in der Mitte zwischen Kniekehle und Knöchel	Typ B oder Typ C
13	Am Fuß in der Innenseite in der Mitte zwischen Achillessehne und Knöchel	Typ A oder Typ B
14	In der Innenkante des Fußes hinter dem Grundgelenk des großen Zehs	Typ A oder Typ B
15	In der Mitte des Fußrückens direkt hinter den Zehen	Typ A oder Typ B

BLUTDRUCK, NIEDRIG

Niedriger Blutdruck zeigt sich meist durch Anzeichen wie Schwindel, Müdigkeit und Herzrasen, manchmal auch Kopfschmerzen und Atemnot. Man spricht dann von dieser Erkrankung, wenn die Blutdruckwerte unter 100/110 zu 60 mmHg betragen. Er tritt meist durch Krankheiten, Arzneien, Umwelteinflüsse oder durch plötzliche Positionsänderungen des Körpers auf. Niedriger Blutdruck ist in der Gesellschaft weit verbreitet, vor allem schlanke Frauen im jungen Alter leiden darunter.

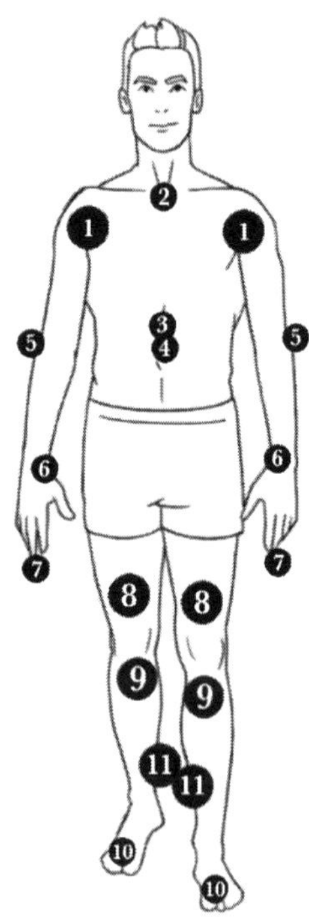

Punkt	Lokalisation	Größe des Gitterpflasters
1	Auf der Körpervorderseite direkt über der Beugefalte der Achsel	Typ B oder Typ C
2	Auf der Körpervorderseite auf dem Brustbein mittig zwischen den Schlüsselbeinen	Typ A oder Typ B
3	Auf der Mittellinie der Vorderseite des Körpers zwischen dem unteren Ende des Brustbeins und dem Bauchnabel	Typ A oder Typ B
4	Auf der Mittellinie der Vorderseite des Körpers über dem Bauchnabel	Typ A oder Typ B
5	Am Arm in der Ellenbeuge auf der Höhe der Verlängerung des kleinen Fingers	Typ A oder Typ B
6	Auf der Innenseite des Armes auf dem Handgelenk	Typ A oder Typ B
7	Unter dem Fingernagel vom Mittelfinger	Typ A oder Typ B
8	1,5 bis 2 Cun über der Kniescheibe	Typ B oder Typ C
9	Direkt unter der Kniescheibe auf dem Schienbein	Typ B oder Typ C
10	Auf dem Fußrücken in der Mitte zwischen dem großen Zeh und dem zweiten Zeh	Typ A oder Typ B
11	Auf der Innenseite des Beins 3 Cun über dem Knöchel	Typ B oder Typ C

Bronchitis

Bei der Bronchitis sind die Schleimhäute in der Lunge, genauer in den Bronchien, entzündet, wofür meist Viren verantwortlich gemacht werden. Häufige Symptome sind Husten, Fieber, Schnupfen, Heiserkeit und Schmerzen in Kopf, Hals und Gliedern.

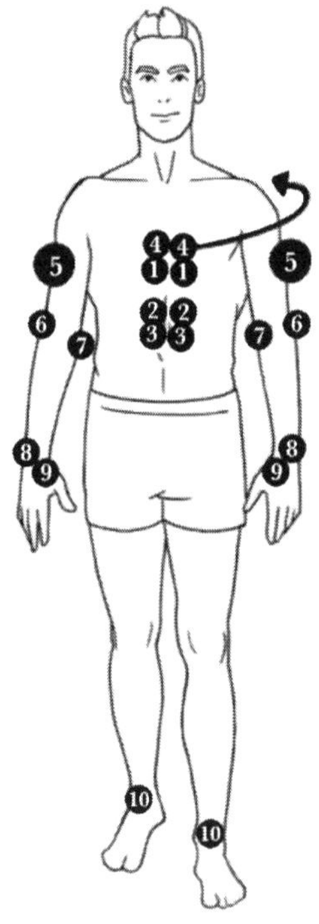

Punkt	Lokalisation	Größe des Gitterpflasters
1	Auf der Vorderseite des Körpers neben der Mittellinie auf der Höhe der Brustwarze	Typ A oder Typ B
2	Auf der Vorderseite des Körpers neben der Mittellinie leicht unterhalb des unteren Endes des Brustbeins	Typ A oder Typ B
3	Auf der Mittellinie der Vorderseite des Körpers am unteren Ende des Brustbeins	Typ A oder Typ B
4	Auf dem Rücken neben der Körpermittellinie 3 Cun unter dem Schulterblatt	Typ A oder Typ B
5	Auf der äußeren Seite des Oberarms in der Mitte zwischen der Schulter und der Ellenbeuge	Typ B oder Typ C
6	Auf der äußeren Seite der Ellenbeuge	Typ A oder Typ B
7	Auf der inneren Seite der Ellenbeuge	Typ A oder Typ B
8	Auf der Innenseite des Arms in der Mitte auf dem Handgelenk	Typ A oder Typ B
9	Auf der äußeren Seite des Handgelenks in der Höhe zwischen Daumen und Zeigefinger	Typ A oder Typ B
10	Auf dem Fußrücken in der Mitte der Fußknöchel	Typ A oder Typ B

Depression

Depression ist eine ernstzunehmende psychische Erkrankung, bei der die Betroffenen unter Niedergeschlagenheit, Interessenverlust, Erschöpfung und Antriebslosigkeit leiden. Zudem können sie meist schlecht schlafen, haben Konzentrationsstörungen, Schuldgefühle und zweifeln an sich selbst und ihrem Wert. Depressive Verstimmungen können durch Stress, seelische Verletzungen oder eine Störung im Botenstoffwechsel des Gehirns entstehen.

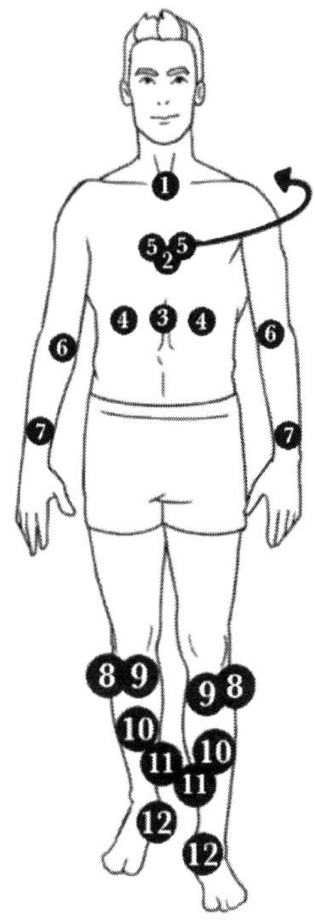

Punkt	Lokalisation	Größe des Gitterpflasters
1	Auf der Körpermittellinie der Vorderseite auf dem Brustbein in der Mitte der Schlüsselbeine	Typ A oder Typ B
2	Auf der Körpermittellinie der Vorderseite auf der Höhe der Brustwarzen	Typ A oder Typ B
3	Auf der Körpermittellinie auf der Höhe des Magens	Typ A oder Typ B
4	Seitlich des Oberkörpers unter der Brustwarze auf der untersten Rippe	Typ A oder Typ B
5	Auf dem Rücken neben der Wirbelsäule unter dem Schulterblatt	Typ A oder Typ B
6	In der Ellenbeuge auf der inneren Seite des Arms	Typ A oder Typ B
7	Auf dem Unterarm 1,5 bis 2 Cun über dem Handgelenk	Typ A oder Typ B
8	An der Außenseite des Beins direkt unter dem Knie	Typ B oder Typ C
9	Auf dem Schienbein unter der Kniescheibe	Typ B oder Typ C
10	Auf dem Schienbein in der Mitte des Unterschenkels	Typ B oder Typ C
11	Am Unterschenkel am unteren Drittel auf der Innenseite neben dem Schienbein	Typ B oder Typ C
12	Am Fuß auf der Innenseite unter dem Knöchel	Typ A oder Typ B

DURCHFALL

Durchfall kann durch Infekte, Stress, Lebensmittelunverträglichkeiten, Medikamente, Störungen im Hormonhaushalt oder in Begleitung mit anderen Krankheiten entstehen. Die wiederholte Entleerung des Darms führt zu einer Störung des Flüssigkeits- sowie Energiehaushaltes und einer Belastung des allgemeinen Wohlbefindens.

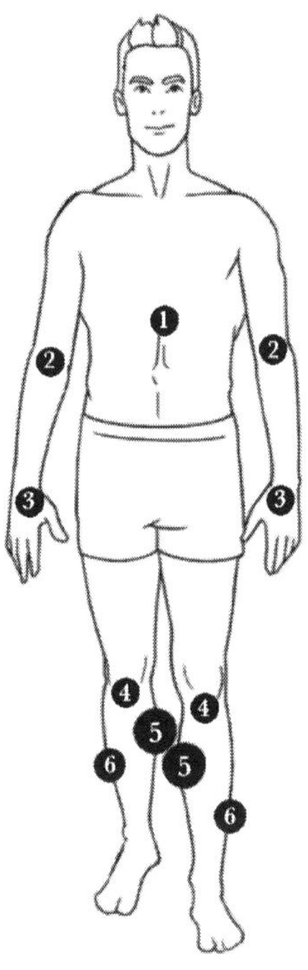

Punkt	Lokalisation	Größe des Gitterpflasters
1	Auf der Körpervorderseite auf der Mittellinie am unteren Ende des Brustbeins	Typ A oder Typ B
2	In der Ellenbeuge	Typ A oder Typ B
3	Direkt auf dem Handgelenk auf der Innenseite des Unterarms	Typ A oder Typ B
4	Auf dem Schienbein direkt unter der Kniescheibe	Typ B oder Typ C
5	Auf der inneren Seite des Unterschenkels 1,5 bis 2 Cun über dem Knöchel	Typ B oder Typ C
6	Auf der äußeren Seite des Unterschenkels 1,5 bis 2 Cun über dem Knöchel	Typ B oder Typ C

ERBRECHEN

Erbrechen gehört zu den unspezifischen Begleiterscheinungen, die viele Gründe haben können. Dabei kommt es zu einer Entleerung des Mageninhaltes durch die Speiseröhre und den Mund, was bei den Betroffenen für ein großes Unwohlsein sorgt. Ekel, Lebensmittelunverträglichkeiten, Vergiftungen, Nervosität, Magen-Darm-Erkrankungen (wie z. B. Reizmagen oder Reflux), Schwangerschaftssymptome bis hin zu Schlaganfällen und Blinddarmentzündungen können die Ursachen für Erbrechen sein.

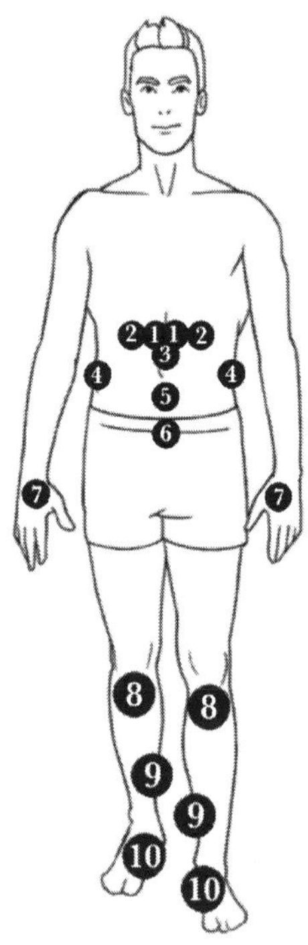

Punkt	Lokalisation	Größe des Gitterpflasters
1	Auf der Körpervorderseite neben dem Brustbein auf der Höhe der untersten Rippe	Typ A oder Typ B
2	Auf der Körpervorderseite unter der Brustwarze auf der Höhe der untersten Rippe	Typ A oder Typ B
3	Auf der Mittellinie der Körpervorderseite unter dem unteren Ende des Brustbeins auf der Höhe des Magens	Typ A oder Typ B
4	Auf der Körpervorderseite an der äußeren Flanke 1,5 bis 2 Cun unter dem unteren Ende des Brustbeins	Typ A oder Typ B
5	Auf der Mittellinie der Körpervorderseite direkt unter dem Bauchnabel	Typ A oder Typ B
6	Auf der Mittellinie der Körpervorderseite 2 bis 3 Cun unter dem Bauchnabel	Typ A oder Typ B
7	An der Innenseite des Unterarms mittig auf dem Handgelenk	Typ A oder Typ B
8	Auf dem Schienbein unter der Kniescheibe	Typ B oder Typ C
9	Auf der Innenseite des Unterschenkels 2 bis 3 Cun über dem Knöchel	Typ B oder Typ C
10	Am Fuß auf der Innenseite hinter dem Gelenk des großen Zehs	Typ B oder Typ C

Erkältung

Erkältungen sind Infektionen der oberen Atemwege, die durch Viren verursacht werden und Symptome wie Schnupfen, Husten, leichtes Fieber und Halsschmerzen hervorrufen können. Eine Erkältung macht sich im Gegensatz zu einer Grippe schleichend bemerkbar und ist weniger intensiv.

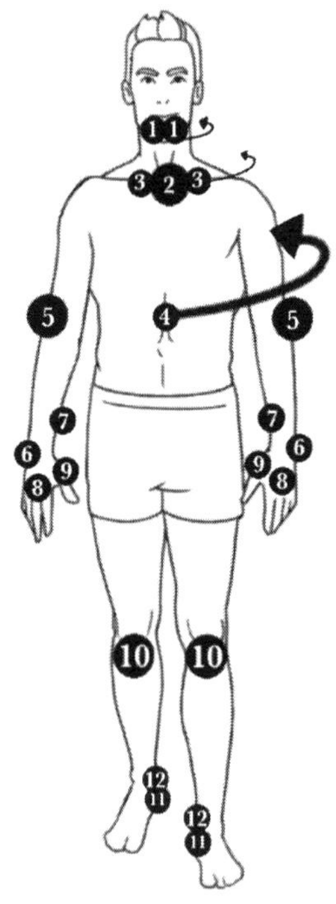

Punkt	Lokalisation	Größe des Gitterpflasters
1	Auf der Körperrückseite unter dem Haaransatz neben der Wirbelsäule	Typ A oder Typ B
2	Auf der Mittellinie der Körperrückseite am unteren Ende der Halswirbelsäule	Typ B oder Typ C
3	Auf der Körperrückseite neben der Wirbelsäule auf der Höhe der oberen Kante vom Schulterblatt	Typ A oder Typ B
4	Auf der Körperrückseite neben der Wirbelsäule auf der Höhe der untersten Rippe	Typ A oder Typ B
5	Auf der äußeren Seite des Unterarms neben der Ellenbeuge	Typ B oder Typ C
6	Auf der Außenseite des Unterarms direkt auf dem Handgelenk	Typ A oder Typ B
7	Auf der Innenseite des Unterarms 1,5 bis 2 Cun über dem Handgelenk auf der Höhe zwischen Daumen und Zeigefinger	Typ A oder Typ B
8	Auf dem Handrücken zwischen der Wurzel des Daumens und des kleinen Fingers	Typ A oder Typ B
9	Auf der Innenseite der Hand auf dem Daumenballen	Typ A oder Typ B
10	Auf dem Schienbein unter der Kniescheibe	Typ B oder Typ C
11	Auf der Innenseite des Fußes zwischen der Achillessehne und dem Knöchel	Typ A oder Typ B
12	Auf der Innenseite des Fußes direkt unter dem Knöchel	Typ A oder Typ B

Fraktur (Knochenbruch)

Eine Fraktur ist ein teilweise beziehungsweise vollständig gebrochener Knochen des Körpers, der meist mit Schmerzen, Schwellungen, einer Einschränkung der Beweglichkeit und einem Verlust der Funktion des betroffenen Knochens einhergeht. Er kann durch die Ausübung starker Gewalt, einer Ermüdung bei zu starker Belastung oder durch eine Vorerkrankung entstehen. Die hier aufgelisteten Punkte dienen der Unterstützung zur Regeneration des Knochenbruchs, da sie die Selbstheilungskräfte des Körpers anregen.

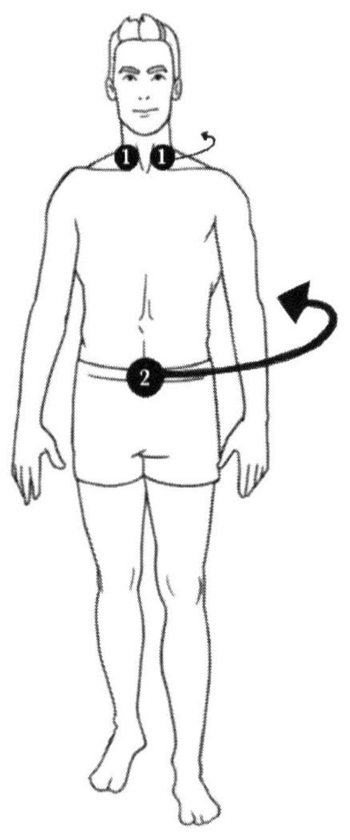

Punkt	**Lokalisation**	**Größe des Gitterpflasters**
1	Auf der Körperrückseite neben der Wirbelsäule über dem Schulterblatt	Typ A oder Typ B
2	Auf der Mittellinie der Körperrückseite im Bereich der Lendenwirbelsäule auf der Höhe des Beckenkamms	Typ B oder Typ C

Frieren

Zu frieren, wenn es kalt ist, ist völlig normal, denn das ist ein natürlicher Mechanismus des Körpers, um sich vor langanhaltender Kälte zu schützen. Frieren verhindert, dass die Temperatur des Körpers zu stark absinkt und dadurch die Funktionalität von diesem eingeschränkt wird. Dabei fährt sich der Organismus ganz bewusst zurück, das heißt, er konzentriert die Durchblutung vermehrt auf die überlebenswichtigen Organe, darunter Gehirn und Herz, wodurch die Extremitäten kälter werden, da weniger Blut dort hingeschickt wird. Zudem verengen sich die Gefäße, die den Betroffenen erblassen lassen. Das häufige Zittern der Muskeln ist der Schutzmechanismus des Körpers, um Wärme zu generieren. Wann ein Mensch zu frieren beginnt, ist individuell und abhängig von seiner körperlichen Konstitution und Beschaffenheit.

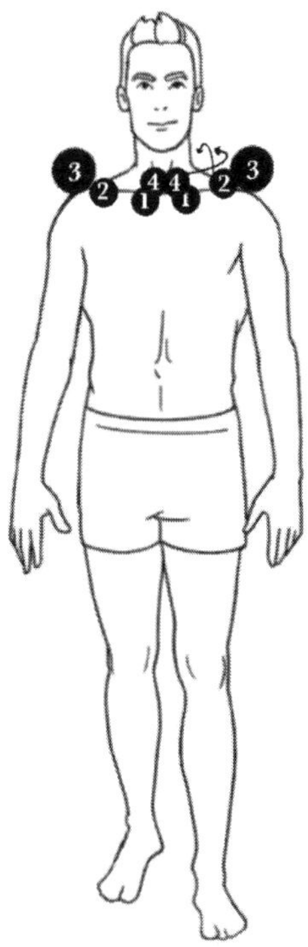

Punkt	Lokalisation	Größe des Gitterpflasters
1	Auf der Körpervorderseite in der Mitte vom Schlüsselbein 1 bis 1,5 Cun neben dem Brustbein	Typ A oder Typ B
2	Auf der Körperrückseite mittig über dem oberen Ende des Schulterblattes	Typ B oder Typ C
3	Auf der Körperrückseite über der Oberkante und am äußeren Ende des Schulterblattes	Typ B oder Typ C
4	Auf der Körperrückseite neben der Wirbelsäule auf der Höhe der Mitte des Schulterblattes	Typ A oder Typ B

Gelenkerkrankung, chronisch

Chronische Gelenkerkrankungen bedeuten für den Betroffenen teilweise starke Schmerzen sowie eine erhebliche Einschränkung des Bewegungs- sowie Stützapparates des Körpers. Sie gehören zu den Verschleißerkrankungen, bei denen degenerative Veränderungen in den Gelenken über die Zeit hinweg entstehen. Gelenkerkrankungen können durch Fehlstellungen, Entzündungen oder Bindegewebeerkrankungen entstehen. Auch Übergewicht, schwere körperliche Arbeit und einseitige Belastung verursachen eine Überbeanspruchung des betroffenen Gelenks, was einen Verschleiß dessen begünstigt. Rheuma, Arthrose und Arthritis sind häufige chronische Gelenkerkrankungen.

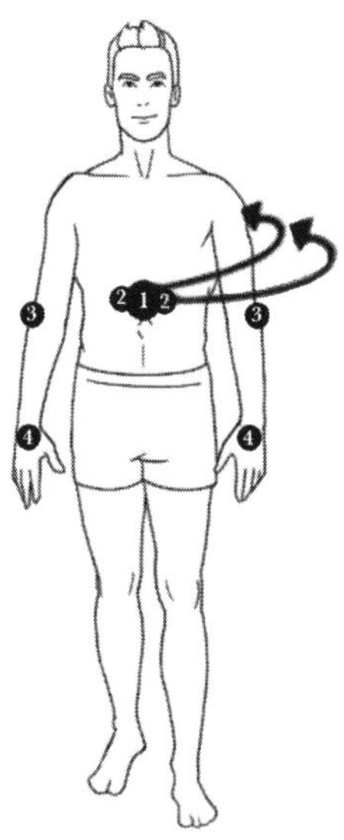

Punkt	Lokalisation	Größe des Gitterpflasters
1	Auf der Mittellinie der Körperrückseite unter dem untersten Rippenbogen	Typ B oder Typ C
2	Auf der Körperrückseite neben der Wirbelsäule unter dem untersten Rippenbogen	Typ A oder Typ B
3	Am Arm in der Ellenbeuge auf der Höhe des kleinen Fingers	Typ A oder Typ B
4	Auf der Innenseite des Unterarms direkt auf dem Handgelenk	Typ A oder Typ B

GLEICHGEWICHTS-STÖRUNG

Gleichgewichtstörungen werden von Schwindel, Koordinations- sowie Orientierungsproblemen begleitet. Sie können durch harmlose äußere Einflüsse, wie starkem Wellengang auf einem Boot, aber auch durch Medikamente oder Drogen, wie Alkohol, oder andere Krankheiten, wie Innenohrentzündungen oder Ähnlichem, entstehen.

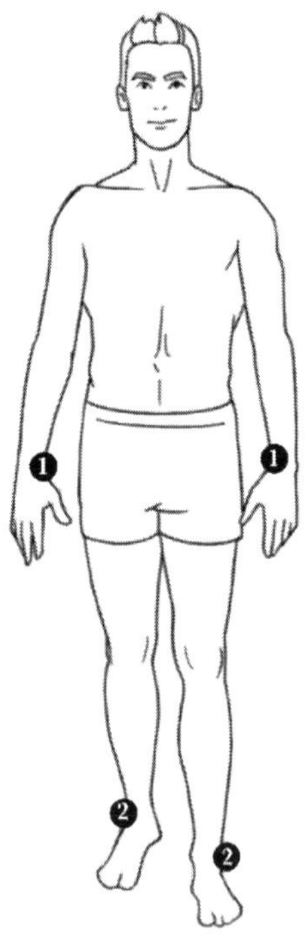

Punkt	**Lokalisation**	**Größe des Gitterpflasters**
1	Auf der Innenseite des Unterarms direkt auf dem Handgelenk	Typ A oder Typ B
2	An der Außenseite des Fußes direkt hinter dem Knöchel	Typ A oder Typ B

HEXENSCHUSS

Bei akut entstehenden Schmerzen im unteren Rücken, genauer im Kreuz, spricht man von einem Hexenschuss. Dieser kann durch plötzliche ungünstige oder ungewohnte Positionsänderungen im Rumpfbereich entstehen, zum Beispiel durch eine unbedachte Bewegung oder Drehung, durch Anheben von etwas vom Boden oder durch Bücken, wodurch sich die Muskulatur stark verkrampft. Auch wenn ein Hexenschuss sehr unangenehm ist, ist er in der Regel harmlos und verschwindet von allein wieder.

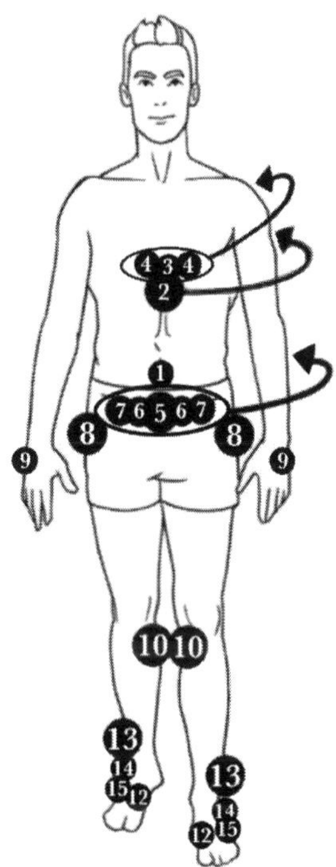

Punkt	Lokalisation	Größe des Gitterpflasters
1	Auf der Mittellinie der Körpervorderseite direkt unter dem Bauchnabel	Typ A oder Typ B
2	Auf der Mittellinie der Körperrückseite auf der Höhe des unteren Endes des Schulterblattes	Typ B oder Typ C
3	Auf der Körperrückseite direkt neben der Wirbelsäule auf der Höhe des unteren Endes des Schulterblattes	Typ A oder Typ B
4	Auf der Körperrückseite 2 bis 3 Cun neben der Wirbelsäule auf der Höhe des unteren Endes des Schulterblattes	Typ A oder Typ B
5	Direkt neben dem oberen Ende der Pofalte	Typ B oder Typ C
6	Direkt neben der Pofalte 1 bis 1,5 Cun unter dem oberen Ende der Pofalte	Typ B oder Typ C
7	Direkt neben der Pofalte 2 bis 3 Cun unter dem oberen Ende der Pofalte	Typ B oder Typ C
8	Auf der Außenseite des Pos auf Höhe des Hüftgelenks	Typ B oder Typ C
9	Direkt auf dem Handgelenk auf der Außenseite des Unterarms	Typ A oder Typ B
10	An der Innenseite des Unterschenkels direkt unter der Kniescheibe	Typ B oder Typ C
11	In der Kniekehle	Typ B oder Typ C
12	Auf dem Fußrücken hinter dem Grundgelenk des großen Zehs	Typ A oder Typ B
13	An der Außenseite des Fußes über dem Knöchel	Typ B oder Typ C
14	An der Außenseite des Fußes direkt unter dem Knöchel	Typ A oder Typ B
15	An der äußeren Fußkante 1 bis 1,5 Cun vor dem Knöchel	Typ A oder Typ B

INSEKTENSTICH (BIENE UND WESPE)

Insektenstiche sind zwar unangenehm, normalerweise für die meisten Menschen aber harmlos. Die Einstichstelle rötet sich, schwillt an und juckt, was häufig nach einem Tag wieder abklingt. Bei Menschen, die allergisch auf das Gift von Insekten reagieren, kann die Situation jedoch schnell eskalieren und lebensbedrohlich werden. Bei einem akuten Stich darf das Gitter auch direkt auf die Einstichstelle aufgeklebt werden.

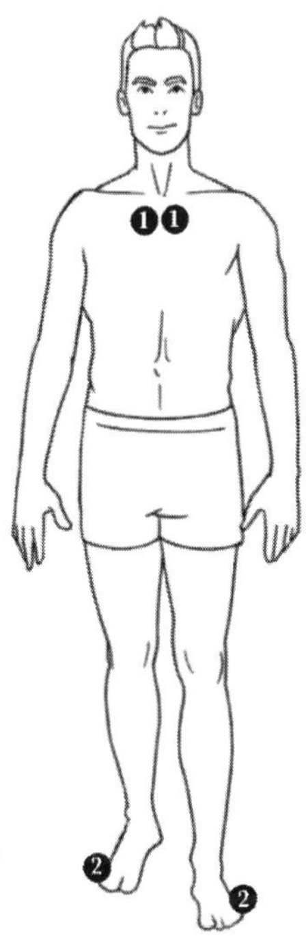

Punkt	Lokalisation	Größe des Gitterpflasters
1	Auf der Körpervorderseite neben dem Brustbein 1,5 bis 2 Cun unter dem Schlüsselbein	Typ A oder Typ B
2	Auf der Außenkante des Fußes hinter dem kleinen Zeh	Typ A oder Typ B

Kinderkrankheiten (Masern, Mumps, Windpocken und Röteln)

Kinderkrankheiten sind ein Sammelbegriff für Infektionskrankheiten, die besonders oft bei Babys, Kleinkindern und größeren Kindern auftreten, seltener können auch Erwachsene daran erkranken. Die bekanntesten sind Masern, Mumps und Röteln. Wenn ein Mensch diese einmal durchleben musste, so besitzt er eine Immunität gegenüber ihnen, die ein Leben lang bestehen bleibt.

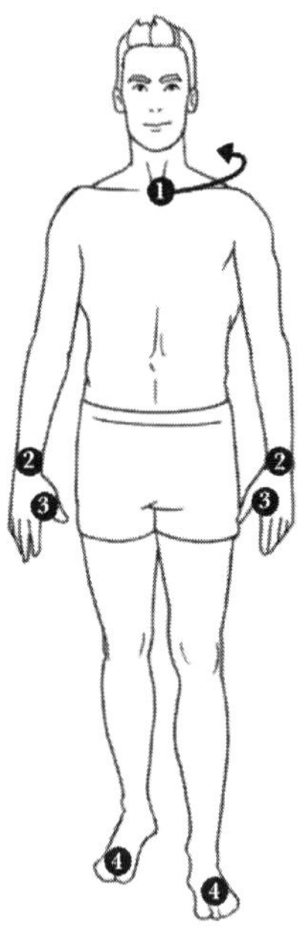

Punkt	Lokalisation	Größe des Gitterpflasters
1	Auf der Körperrückseite direkt neben der Wirbelsäule unter dem Nacken auf der Höhe der Schulter	Typ A
2	Auf der Außenseite des Unterarms direkt auf dem Handgelenk	Typ A
3	Auf dem Handrücken direkt an der Falte zwischen Daumen und Zeigefinger	Typ A
4	Auf dem Fußrücken direkt zwischen dem großen Zeh und dem zweiten Zeh	Typ A

Konzentrations-Schwäche

Kein Mensch ist gefeit vor kurzfristiger Konzentrationsschwäche hier und da, denn niemand kann ein immer gleiches Niveau seiner Aufmerksamkeit ununterbrochen aufrechterhalten. Der Körper „schreit" förmlich nach einer Pause. Dabei fällt es dem Betroffenen immer schwerer, sich über einen längeren Zeitraum hinweg mit einem Thema zu befassen und seinen Fokus darauf zu richten. Die Ursache für eine Konzentrationsstörung kann in einer Überbelastung der Psyche, Schlafstörungen, Durchblutungsstörungen, Nährstoffmangel, nicht genügend körperlicher Bewegung, niedrigem Blutdruck oder Ähnlichem liegen.

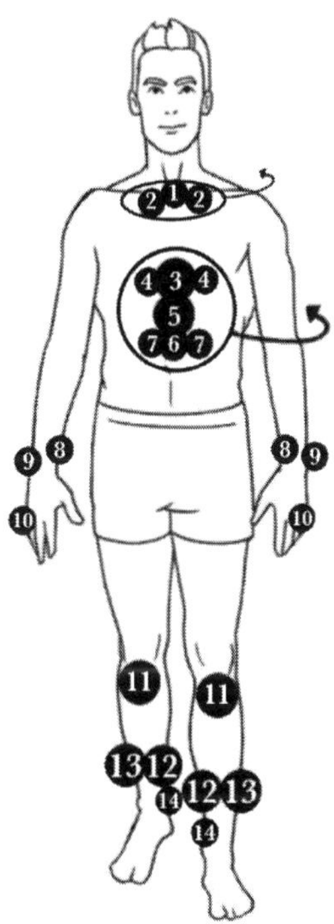

Punkt	Lokalisation	Größe des Gitterpflasters
1	Auf der Mittellinie der Körperrückseite auf der Höhe der Oberkante des Schulterblattes	Typ A oder Typ B
2	Auf der Körperrückseite 1 bis 1,5 Cun neben der Wirbelsäule auf der Höhe der Oberkante des Schulterblattes	Typ A oder Typ B
3	Auf der Mittellinie der Körperrückseite auf der Höhe der Unterkante des Schulterblattes	Typ B oder Typ C
4	Auf der Körperrückseite 1 bis 1,5 Cun neben der Wirbelsäule auf der Höhe der Unterkante des Schulterblattes	Typ A oder Typ B
5	Auf der Mittellinie der Körperrückseite 3 Cun unter der Unterkante des Schulterblattes	Typ B oder Typ C
6	Auf der Mittellinie der Körperrückseite zweimal 3 Cun unter der Unterkante des Schulterblattes	Typ A oder Typ B
7	Auf der Körperrückseite 1 bis 1,5 Cun neben der Wirbelsäule, zweimal 3 Cun unter der Unterkante des Schulterblattes	Typ A oder Typ B
8	Auf der Innenseite des Unterarms 1,5 bis 2 Cun über dem Handgelenk auf der Höhe des Daumens	Typ A oder Typ B
9	Auf der Innenseite des Unterarms auf dem Handgelenk auf der Höhe des kleinen Fingers	Typ A oder Typ B
10	Auf dem Handrücken zwischen dem Ringfinger und dem kleinen Finger	Typ A oder Typ B
11	Auf dem Schienbein direkt unter der Kniescheibe	Typ B oder Typ C
12	Auf der Innenseite des Unterschenkels 3 Cun über dem Knöchel	Typ B oder Typ C
13	Auf der Außenseite des Unterschenkels 3 Cun über dem Knöchel	Typ B oder Typ C
14	Auf der Innenseite des Fußes direkt hinter dem Knöchel	Typ A oder Typ B

Kopfschmerzen

Zu den bekanntesten Zivilisationskrankheiten zählen auch die Kopfschmerzen. Sie sind weit verbreitet und treten meist nur vorübergehend auf. Sie können durch Stress, mangelnde Flüssigkeitszufuhr, Arbeit vor dem Bildschirm, Bluthochdruck, Kopfverletzungen oder Vergleichbarem entstehen.

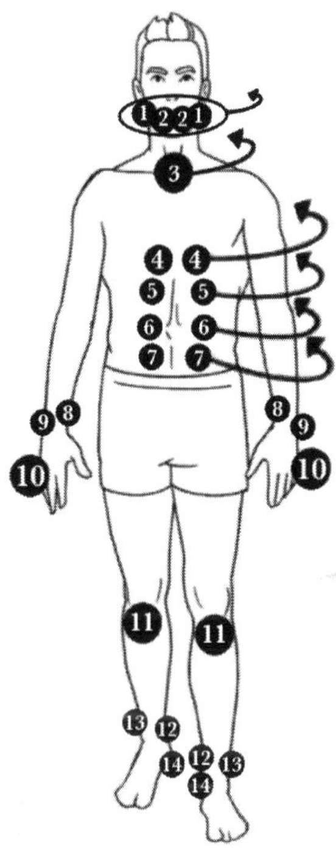

Punkt	Lokalisation	Größe des Gitterpflasters
1	Auf der Körperrückseite direkt unter dem Haaransatz 2 bis 3 Cun neben der Wirbelsäule	Typ A oder Typ B
2	Auf der Körperrückseite 1 bis 1,5 Cun unter dem Haaransatz direkt neben der Wirbelsäule	Typ A oder Typ B
3	Auf der Mittellinie der Körperrückseite auf der Höhe der Oberkante des Schulterblattes	Typ B oder Typ C
4	Auf der Körpervorderseite auf der äußeren Seite der Brust, dicht neben der Brustwarze	Typ A oder Typ B
5	Auf der Innenseite des Oberarms 1 bis 1,5 Cun über der Ellenbeuge	Typ A oder Typ B
6	Auf der Innenseite des Oberarms 1 bis 1,5 Cun über dem Handgelenk auf der Höhe des Daumens	Typ A oder Typ B
7	Auf der Innenseite des Unterarms auf dem Handgelenk auf der Höhe des kleinen Fingers	Typ A oder Typ B
8	Auf der Außenseite des Unterarms direkt über dem Handgelenk	Typ A oder Typ B
9	Auf dem Handrücken zwischen dem Daumen und dem Zeigefinger	Typ A oder Typ B
10	Auf dem Schienbein direkt unter der Kniescheibe	Typ B oder Typ C
11	Auf der Innenseite des Fußes 2 bis 3 Cun über dem Knöchel	Typ B oder Typ C
12	Auf der Außenseite des Fußes direkt hinter dem Knöchel	Typ A oder Typ B
13	Auf dem Außenrand des Fußes zwischen dem Knöchel und dem Grundgelenk des kleinen Zehs	Typ A oder Typ B
14	Auf dem Fußrücken hinter dem Grundgelenk des großen Zehs	Typ A oder Typ B

Kreislaufprobleme

Die Symptome von Kreislaufproblemen sind meist Herzrasen, Schwindel, Ohrensausen, Rauschen im Kopf und das Schwarzwerden vor den Augen. Der Grund für diese Erscheinungen liegt häufig in einem niedrigen Blutdruck und in der Unterversorgung des Gehirns mit Sauerstoff. Die hier genannten Punkte stabilisieren den Kreislauf, sie sollten jedoch nicht bei schweren Fällen von Herz-Kreislauf-Erkrankungen beklebt werden. Hier wird empfohlen, umgehend einen Arzt Ihres Vertrauens aufzusuchen.

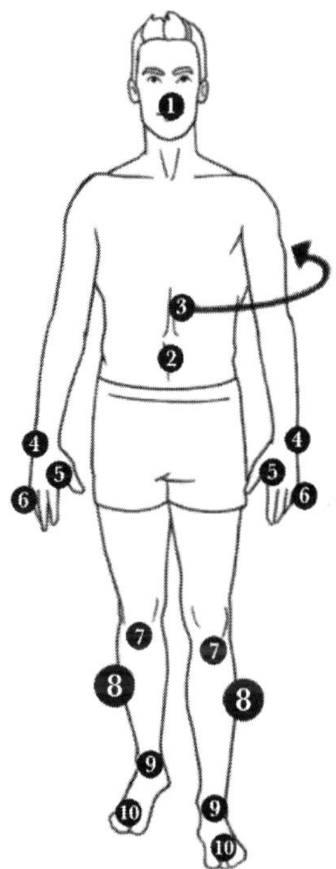

Punkt	Lokalisation	Größe des Gitterpflasters
1	Im Gesicht auf der Mittellinie unter den Nasenlöchern, über der Oberlippe	Typ A oder Typ B
2	Auf der Mittellinie der Körpervorderseite direkt unter dem Bauchnabel	Typ A oder Typ B
3	Auf der Körperrückseite direkt neben der Wirbelsäule unter dem Schulterblatt	Typ A oder Typ B
4	Auf der Innenseite des Unterarms auf dem Handgelenk in der Höhe des kleinen Fingers	Typ A oder Typ B
5	Auf dem Handrücken zwischen dem Daumen und dem Zeigefinger	Typ A oder Typ B
6	An der Handkante unter dem Grundgelenk des kleinen Fingers	Typ A oder Typ B
7	Auf dem Schienbein direkt unter der Kniescheibe	Typ B oder Typ C
8	An der Außenseite des Unterschenkels 1,5 bis 2 Cun unter der Kniescheibe	Typ B oder Typ C
9	Auf dem Fußrücken in der Mitte der Knöchel	Typ A oder Typ B
10	Auf dem Fußrücken hinter dem zweiten Zeh	Typ A oder Typ B

MÜDIGKEIT

Körperliche Anstrengung, Schlafmangel und psychische Belastungen können dazu führen, dass sich der Betroffene häufig matt und energielos fühlt. Müdigkeit kann jedoch auch durch einen Mangel an Bewegung, zu fettige Mahlzeiten und zu große Mengen an Essen, Stress, Medikamente, Krankheiten oder andere Ursachen ausgelöst werden. Dabei ist die Energielosigkeit lediglich ein Zeichen des Körpers, der nach Ruhe und Erholung verlangt.

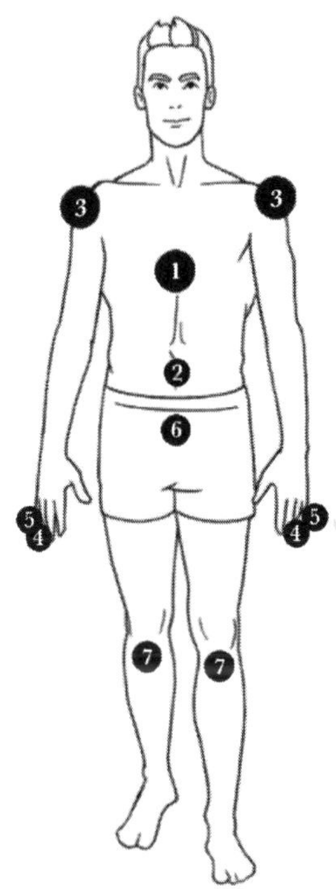

Punkt	Lokalisation	Größe des Gitterpflasters
1	Auf der Mittellinie der Körpervorderseite zwischen den Brustwarzen	Typ B oder Typ C
2	Auf der Mittellinie der Körpervorderseite direkt unter dem Bauchnabel	Typ A oder Typ B
3	Auf der Außenseite des Oberarms in der Mitte des Schultergelenks	Typ B oder Typ C
4	Auf der Außenseite der Hand unter dem Fingernagel des Mittelfingers	Typ A oder Typ B
5	Auf der Außenseite der Hand unter dem Fingernagel des kleinen Fingers	Typ A oder Typ B
6	Auf der Mittellinie der Körpervorderseite auf dem Schambein	Typ B oder Typ C
7	Auf dem Schienbein unter der Kniescheibe	Typ B oder Typ C

MUSKELZERRUNG

Ein Muskel ist dann gezerrt, wenn er durch eine plötzliche und übermäßige Belastung überdehnt wurde. Dabei sind Schmerzen in dem betroffenen Areal das begleitende Symptom. Verschaffen Sie sich Abhilfe, indem Sie die genannten Punkte bekleben. Sie lindern die auftretenden Schmerzen und fördern den Prozess des Ausheilens.

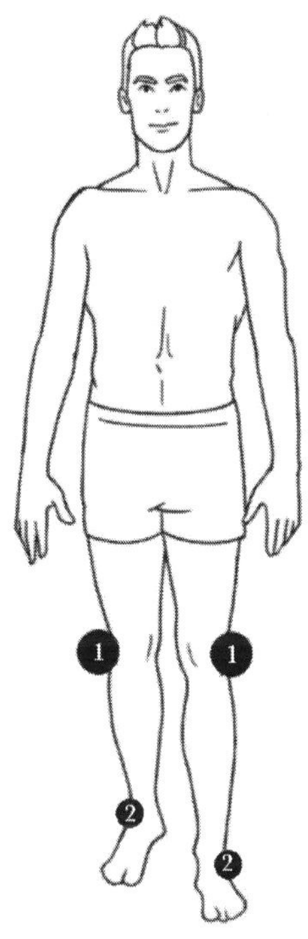

Punkt	Lokalisation	Größe des Gitterpflasters
1	Auf der Außenseite des Beins neben der Kniescheibe	Typ B oder Typ C
2	Auf der Außenseite des Fußes hinter dem Knöchel	Typ A oder Typ B

MUSKELKRAMPF

Plötzlich auftretende willkürliche Kontraktionen der Muskeln, die meist schmerzhaft, aber nur von kurzer Dauer sind, werden als Krampf bezeichnet. Durchblutungsstörungen, Magnesiummangel, Medikamente, Hyperventilation oder der Konsum von Alkohol können Muskelkrämpfe begünstigen.

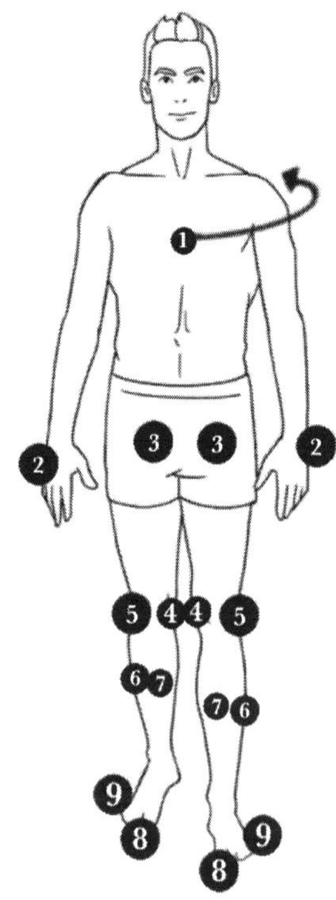

Punkt	Lokalisation	Größe des Gitterpflasters
1	Auf der Körperrückseite direkt neben der Wirbelsäule auf der Höhe der Mitte des Schulterblattes	Typ A oder Typ B
2	Auf der Außenseite des Unterarms direkt auf dem Handgelenk	Typ B oder Typ C
3	In der Leistenregion in der Mitte auf dem Oberschenkel	Typ B oder Typ C
4	Auf der Innenseite des Beins, mittig zwischen der Kniescheibe und der Kniekehle	Typ B oder Typ C
5	Auf der Außenseite des Beins, mittig zwischen der Kniescheibe und der Kniekehle	Typ B oder Typ C
6	Auf der Außenseite des Unterschenkels, in der Mitte zwischen der Kniekehle und dem Knöchel	Typ B oder Typ C
7	In der Mitte der Wade	Typ B oder Typ C
8	Auf dem Fußrücken zwischen dem großen Zeh und dem zweiten Zeh	Typ A oder Typ B
9	Auf der Außenkante des Fußes hinter dem kleinen Zeh	Typ A oder Typ B

Narben

Narben sind sichtbare Überbleibsel einer Verletzung der Haut, die bis in die tieferen Schichten reichte. Verbrennungen, Schnittwunden oder andere Vorkommnisse können Wunden hervorrufen, bei denen die verletzten Hautschichten nicht vollständig regeneriert werden, sondern durch ein weniger flexibles Narbengewebe ersetzt werden. Meist fehlen dem betroffenen Areal dadurch Sinneszellen, die ein Taubheitsgefühl verursachen. Auch Schweiß- und Talgdrüsen sowie pigmentbildende Zellen sind kein Bestandteil des Narbengewebes. Je nach Art der Verletzung und des Menschen können Narben nach einiger Zeit vollständig verschwinden. Bekleben Sie das Narbengewebe mit Gitterpflastern, fördert dies eine weichere Haut und bewirkt eine Entstörung des Areals. Tragen Sie die Crosstapes langfristig über zwei bis drei Monate hinweg, wobei Sie die Pflaster regelmäßig austauschen, wenn die Klebefähigkeit nachlässt.

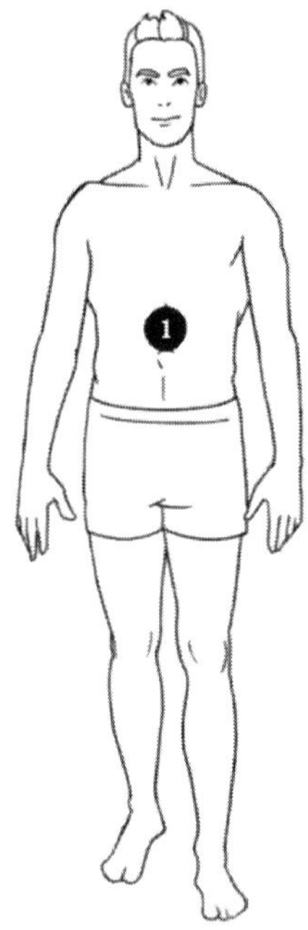

Punkt	Lokalisation	Größe des Gitterpflasters
1	direkt auf der Narbe	Typ A, Typ B oder Typ C

Ohrenschmerzen

Ohrenschmerzen entstehen häufig durch eine Entzündung oder Infektion, durch einen Verschluss des Gehörgangs sowie durch Probleme im Kiefer- und Zahnbereich. Stechende, dumpfe oder klopfende Schmerzen, aber auch Ohrgeräusche, Juckreiz und Hörprobleme sind dann die Folge. Die hier genannten Punkte zum Bekleben mit Gitterpflaster können genauso gut auch bei einer Mittelohrentzündung bei Kindern berücksichtigt werden.

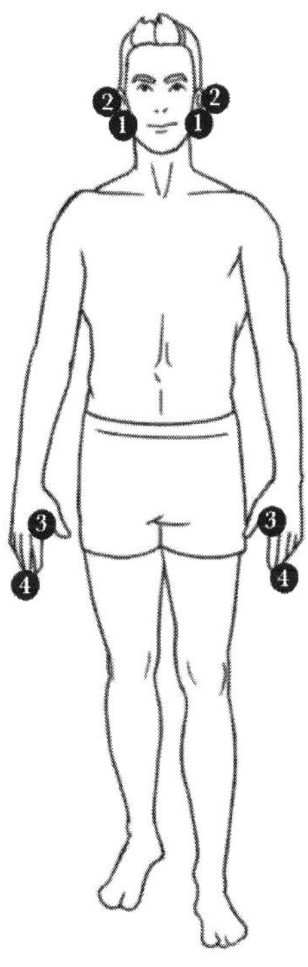

Punkt	**Lokalisation**	**Größe des Gitterpflasters**
1	Direkt vor dem Ohr	Typ A oder Typ B
2	Direkt hinter dem Ohr	Typ A oder Typ B
3	Auf dem Handrücken zwischen dem Daumen und dem Zeigefinger	Typ A oder Typ B
4	Unter dem Fingernagel des Mittelfingers	Typ A oder Typ B

Rückenprobleme

Beschwerden im Bereich des Rückens sind so verbreitet in der modernen Gesellschaft, dass so gut wie jeder Mensch sie bereits mindestens einmal in einer Ausprägung erlebt hat. Rückenschmerzen gelten bereits als eine Zivilisationskrankheit, wobei sich die Probleme zusehends im unteren Bereich des Rückens bemerkbar machen. In den meisten Fällen kann die Ursache nicht festgestellt werden, die Beschwerden sind also unspezifisch. Des Weiteren kann der Grund für die Schmerzen in Verspannungen der Muskeln, Fehlhaltungen, einer Wirbelblockade, einem Bandscheibenvorfall, Entzündungen oder Ähnlichem liegen.

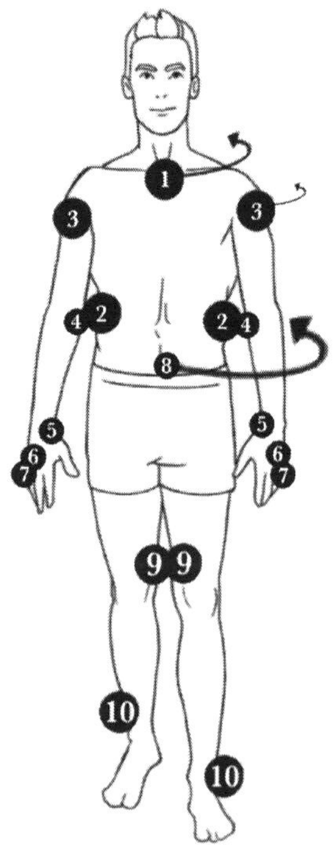

Punkt	Lokalisation	Größe des Gitterpflasters
1	Auf der Körperrückseite direkt neben der Wirbelsäule am unteren Ende des Schulterblattes	Typ B oder Typ C
2	Auf der Außenseite des Oberkörpers auf der Höhe des Beckenkamms	Typ B oder Typ C
3	Auf der Rückseite des Oberarms direkt neben der Beugefalte der Achsel	Typ B oder Typ C
4	Auf der Innenseite des Unterarms neben dem Ellenbogen	Typ A oder Typ B
5	Auf der Innenseite des Unterarms direkt auf dem Handgelenk	Typ A oder Typ B
6	Auf dem Handrücken unter dem Handgelenk auf der Höhe zwischen dem Ringfinger und dem kleinen Finger	Typ A oder Typ B
7	Auf dem Handrücken zwischen dem Ringfinger und dem kleinen Finger	Typ A oder Typ B
8	Auf der Körperrückseite neben der Wirbelsäule auf der Höhe des obersten Endes der Pofalte	Typ A oder Typ B
9	Auf der Innenseite des Oberschenkels 1,5 bis 2 Cun über der Kniekehle	Typ B oder Typ C
10	Auf der Außenseite des Fußes über dem Knöchel	Typ B oder Typ C

SCHLAFPROBLEME

Störungen im Schlafverhalten sind vielen Menschen nicht unbekannt. Dieser Oberbegriff beinhaltet Einschlaf- sowie Durchschlafprobleme, Müdigkeit am Tag, aber auch schlafbezogene Bewegungs- und Atmungsstörungen. Die Anomalien können Symptome wie Energielosigkeit, Gedächtnisprobleme, Kopfschmerzen, Zähneknirschen, Atmungs- und Bewegungsstörungen, Schlafwandeln und sogar Essstörungen hervorrufen. Dabei können übermäßiger Stress, ungeeignete Schlafbedingungen, Arzneien, Drogen oder diverse psychische und physische Erkrankungen die Ursache für derlei Schlafprobleme sein.

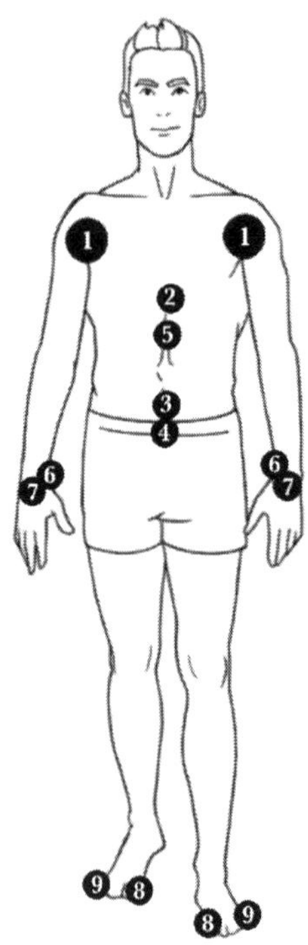

Punkt	Lokalisation	Größe des Gitterpflasters
1	Auf der Körpervorderseite direkt über der Beugefalte der Achsel	Typ B oder Typ C
2	Auf der Mittellinie der Körpervorderseite auf der Höhe der Brustwarzen	Typ A oder Typ B
3	Auf der Mittellinie der Körpervorderseite 1 bis 1,5 Cun unter dem Bauchnabel	Typ A oder Typ B
4	Auf der Mittellinie der Körpervorderseite 2 bis 3 Cun unter dem Bauchnabel	Typ A oder Typ B
5	Auf der Mittellinie der Körperrückseite am untersten Rippenbogen	Typ A oder Typ B
6	Auf der Innenseite des Unterarms auf dem Handgelenk in Höhe des Daumens	Typ A oder Typ B
7	Auf der Innenseite des Unterarms direkt auf dem Handgelenk	Typ A oder Typ B
8	Auf dem Fußrücken auf dem großen Zeh direkt unter dem Fußnagel	Typ A oder Typ B
9	Auf dem Fußrücken auf dem vierten Zeh direkt unter dem Fußnagel	Typ A oder Typ B

SCHLUCKAUF

Schluckauf mag zwar manchmal nervig sein, ist aber harmlos und geht im Regelfall nach ein paar Minuten wieder vorbei. Dabei handelt es sich um ein unvermitteltes Zusammenziehen vom Zwerchfell, woraufhin ein ruckartiges Einatmen bei geschlossener Stimmritze folgt – so entsteht das typische Hicksen, das wir alle kennen. Hastiges Essen, Alkohol, heiße beziehungsweise kalte Nahrung und seltener Entzündungen im Körper können Schluckauf begünstigen. Welchen Nutzen dieser allerdings genau für den Organismus hat, ist bis heute noch nicht geklärt.

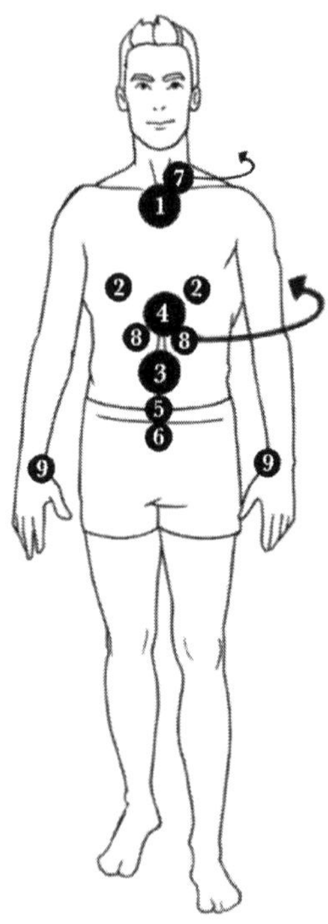

Punkt	Lokalisation	Größe des Gitterpflasters
1	Auf der Körpervorderseite unter der Mitte des Schlüsselbeins	Typ B oder Typ C
2	Auf der Körpervorderseite unter der Brustwarze	Typ A oder Typ B
3	Auf der Mittellinie der Körpervorderseite auf dem unteren Ende des Brustbeins	Typ B oder Typ C
4	Auf der Körpervorderseite in der Mitte des unteren Rippenbogens	Typ B oder Typ C
5	Auf der Mittellinie der Körpervorderseite 1 bis 1,5 Cun unter dem Bauchnabel	Typ A oder Typ B
6	Auf der Mittellinie der Körpervorderseite 2 bis 3 Cun unter dem Bauchnabel	Typ A oder Typ B
7	Auf der Körperrückseite direkt neben der Wirbelsäule auf der Höhe von der Mitte des Schulterblattes	Typ B oder Typ C
8	Auf der Körperrückseite 1,5 Cun neben der Wirbelsäule auf der Höhe des unteren Rippenbogens	Typ A oder Typ B
9	Auf der Innenseite des Unterarms direkt auf dem Handgelenk	Typ A oder Typ B

SCHMERZEN, AKUT

Schmerzen können in allen möglichen Formen, Intensitäten und an allen Stellen des Körpers, innerlich wie äußerlich, auftreten. Dabei sind es lediglich Symptome, die eine Verletzung, Störung oder Krankheit begleiten. Schmerzen sind unangenehm, keine Frage, dennoch besitzen sie eine wichtige Funktion, da sie als Warnsignal dienen und aufzeigen, dass etwas im Körper nicht stimmt. Zudem wollen sie den Organismus vor weiteren Einflüssen schützen. Ohne Schmerzen könnten einige Erkrankungen nicht so schnell entdeckt und entsprechend behandelt werden. Die hier gelisteten Punkte dienen der Besänftigung akuter Schmerzen im gesamten Körper.

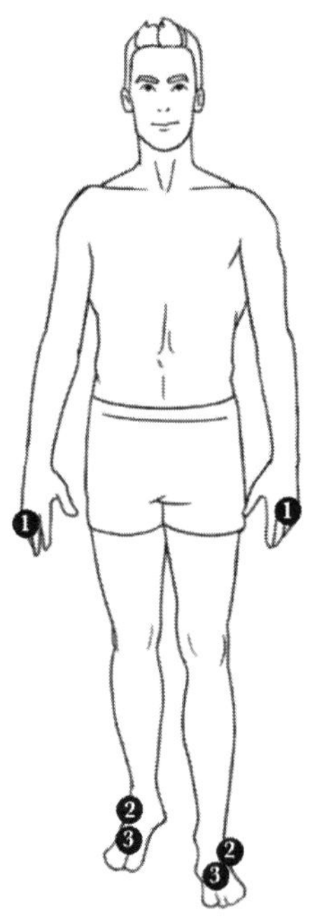

Punkt	Lokalisation	Größe des Gitterpflasters
1	Auf dem Handrücken zwischen dem Ringfinger und dem kleinen Finger	Typ A oder Typ B
2	Auf der Außenseite des Fußes direkt unter dem Knöchel	Typ A oder Typ B
3	Auf dem Fußrücken in der Mitte zwischen dem großen Zeh und dem kleinen Zeh	Typ A oder Typ B

SCHMERZEN, CHRONISCH

Chronische Schmerzen entstehen meist durch akute Schmerzen, die durch eine Verletzung oder Krankheit entstanden sind, welche sich im Laufe der Zeit zu einer chronischen entwickelt hat. Diese können sogar bestehen bleiben, auch wenn die ursprüngliche Erkrankung, die sie hervorrief, längst vollständig geheilt wurde. In diesem Fall sind die Schmerzen zu einer eigenständigen Krankheit transformiert. Die häufigsten chronischen Schmerzen treten heutzutage bei Arthritis, Arthrose, Bandscheibenvorfällen, Fibromyalgie, Gicht, Krebs und Rheuma auf.

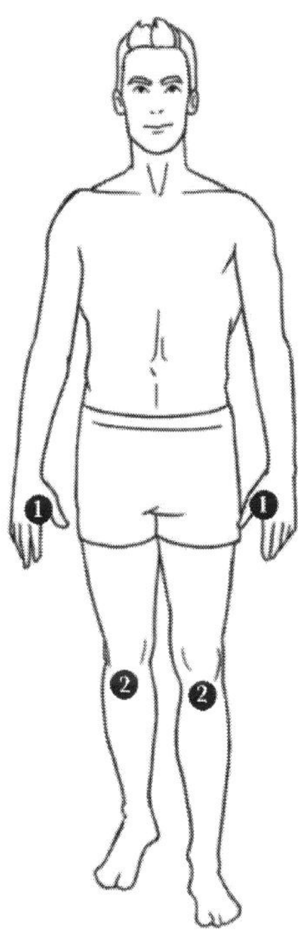

Punkt	Lokalisation	Größe des Gitterpflasters
1	Auf dem Handrücken zwischen dem Daumen und dem Zeigefinger	Typ A oder Typ B
2	Auf dem Schienbein direkt unter der Kniescheibe	Typ A oder Typ B

SCHWINDEL

Schwindel ist meist harmlos und vergeht schnell wieder. Er kann sich zum Beispiel durch Schwanken oder Drehen zeigen, wobei die Ursachen meist in einer Störung der Durchblutung, einer Unterzuckerung, in Medikamenten, Drogen, Alkohol oder Krankheiten wie Migräne und Epilepsie liegen.

Die im Folgenden aufgezählten Punkte unterstützen den Körper bei Schwindel, der unter anderem durch Ängste, innere Anspannung und Müdigkeit hervorgerufen wurde.

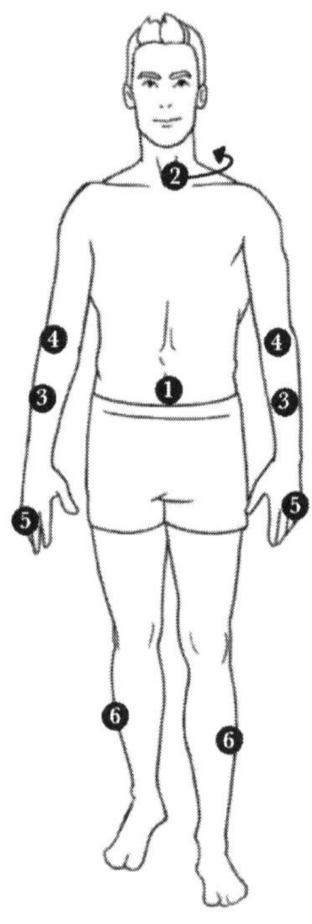

Punkt	Lokalisation	Größe des Gitterpflasters
1	Auf der Mittellinie der Körpervorderseite 1 bis 1,5 Cun unter dem Bauchnabel	Typ A oder Typ B
2	Auf der Körperrückseite neben der Wirbelsäule auf der Höhe des oberen Endes des Schulterblattes	Typ A oder Typ B
3	Auf der Innenseite des Unterarms in der Mitte zwischen Ellenbogen und Handgelenk auf der Höhe des kleinen Fingers	Typ A oder Typ B
4	Auf der Innenseite des Arms in der Ellenbeuge auf der Höhe des kleinen Fingers	Typ A oder Typ B
5	Auf dem Handrücken zwischen dem Ringfinger und dem kleinen Finger	Typ A oder Typ B
6	Auf der Außenseite des Unterschenkels in der Mitte zwischen dem Knie und dem Knöchel	Typ A oder Typ B

SCHWEISSAUSBRUCH

Schwitzen ist ein ganz natürlicher Mechanismus des Körpers, der sich vor Überhitzung, die zum Beispiel durch körperliche Bewegung oder hohe Umgebungstemperaturen, schützen möchte. Schweißanfälle können jedoch auch bei Aufregung, psychischer Anspannung oder sehr scharfem Essen auftreten.

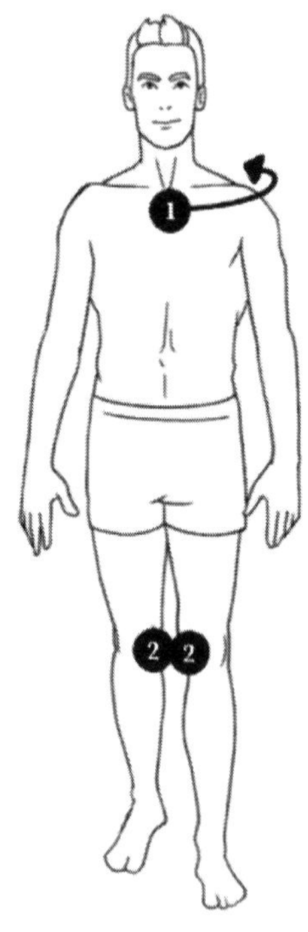

Punkt	Lokalisation	Größe des Gitterpflasters
1	Auf der Körperrückseite direkt neben der Wirbelsäule auf der Höhe des unteren Endes des Schulterblattes	Typ B oder Typ C
2	In der Kniekehle	Typ B oder Typ C

Sodbrennen

Wenn die Magensäure in der Speiseröhre aufsteigt, entsteht ein unangenehmes Gefühl, das durch die Reizung der hier liegenden Schleimhäute entsteht. In der Regel ist diese Beschwerde harmlos, wenn sie nicht regelmäßig auftritt. Symptome für Sodbrennen sind ein saures Aufstoßen sowie ein Druck und ein Brennen hinter dem Brustbein. Ein Problem des Schließmuskels am Mageneingang, Überessen, die Hormonumstellung während der Schwangerschaft, Rauchen, Stress, Medikamente, aber auch Alkohol und koffeinhaltige Getränke können für Sodbrennen verantwortlich sein.

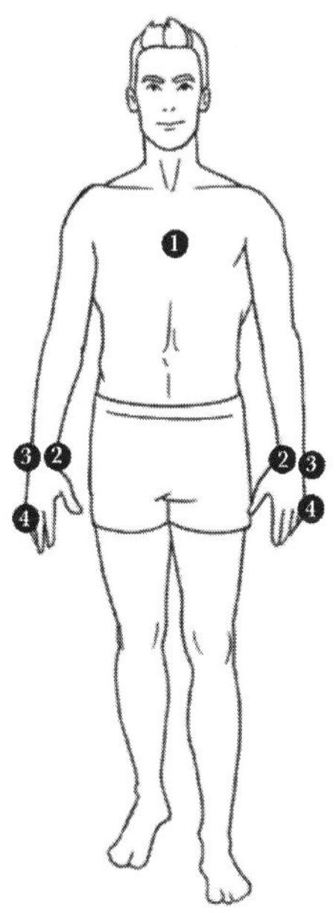

Punkt	Lokalisation	Größe des Gitterpflasters
1	Auf der Mittellinie der Körpervorderseite auf dem Brustbein	Typ A oder Typ B
2	Auf der Innenseite des Unterarms direkt auf dem Handgelenk	Typ A oder Typ B
3	Auf der Innenseite des Unterarms auf dem Handgelenk auf der Höhe des kleinen Fingers	Typ A oder Typ B
4	Unter dem Nagel des kleinen Fingers	Typ A oder Typ B

Stress

Bei Stress werden das vegetative Nervensystem und die endokrinen inneren Organe aktiviert, was unter anderem zu einer Erhöhung des Blutdrucks, der Herzfrequenz, des Blutzuckerspiegels und zu Muskelspannung führt. Es ist eine Alarmreaktion des Körpers, die durch Umweltreize oder bestimmte Stimuli des Körpers selbst ausgelöst wird. Stress ist nicht grundsätzlich schlecht, denn wir empfinden ihn auch dann, wenn wir zwar angespannt sind, aber uns auch besonders auf etwas freuen. So gibt es den sogenannten *Eustress*, der positiv ist, und den *Distress*, der negativ und schädigend ist, weil wir uns überfordert fühlen und angsterfüllt sind.

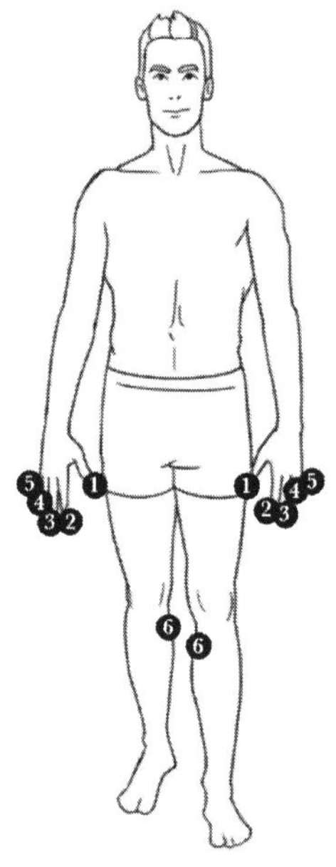

Punkt	Lokalisation	Größe des Gitterpflasters
1	Auf der Fingerkuppe des Daumens	Typ A oder Typ B
2	Auf der Fingerkuppe des Zeigefingers	Typ A oder Typ B
3	Auf der Fingerkuppe des Mittelfingers	Typ A oder Typ B
4	Auf der Fingerkuppe des Ringfingers	Typ A oder Typ B
5	Auf der Fingerkuppe des kleinen Fingers	Typ A oder Typ B
6	Auf der Außenseite des Unterschenkels neben dem Schienbein unter der Kniescheibe	Typ A oder Typ B

TINNITUS

Tinnitus wird auch als Ohrensausen oder -klingeln bezeichnet und umfasst im allgemeinen Ohrengeräusche, wie Pfeifen, Fiepen, Brummen, Summen und Klirren, die nur für den Betroffenen hörbar sind. Die Beschwerden können durch Schwerhörigkeit, Traumata durch Lärm oder Knall, Stress, Entzündungen des Ohres, Blutfluss, Hörsturz oder weiteres entstehen.

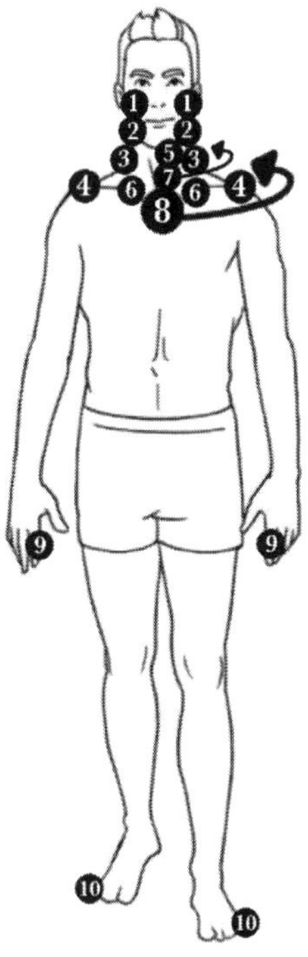

Punkt	Lokalisation	Größe des Gitterpflasters
1	Im Gesicht vor dem Ohr auf der Wange auf der Höhe des Kiefergelenks	Typ A oder Typ B
2	Am seitlichen Hals direkt unter dem Ohrläppchen	Typ A oder Typ B
3	Am seitlichen Hals 3 Cun unter dem Ohrläppchen	Typ A oder Typ B
4	Auf der Schulter am Ende des Schlüsselbeins	Typ B oder Typ C
5	Am Hals neben dem Kehlkopf	Typ A oder Typ B
6	Auf der Körpervorderseite neben der Kuhle unter dem Hals am Ende des Schlüsselbeins	Typ A oder Typ B
7	Auf der Körperrückseite direkt neben der Wirbelsäule auf der Höhe des oberen Endes des Schulterblattes	Typ A oder Typ B
8	Auf der Mittellinie der Körperrückseite auf der Höhe des unteren Endes des Schulterblattes	Typ B oder Typ C
9	Auf der Hand unter dem Fingernagel des Zeigefingers	Typ A oder Typ B
10	Am Fuß auf dem kleinen Zeh	Typ A oder Typ B

Übelkeit

Übelkeit kann durch viele Faktoren, wie zum Beispiel Ekel, Magen-Darm-Erkrankungen, Schwangerschaft, Vergiftung oder Ähnliches entstehen. Der Betroffene verspürt ein unangenehmes Gefühl im Bereich des oberen Bauches, das von einem Verlust des Hungers, einem erhöhten Speichelfluss und einem Druckgefühl beziehungsweise von leichten Krämpfe im unteren Schlund begleitet wird. Manchmal folgt der Brechreiz auf die Übelkeit.

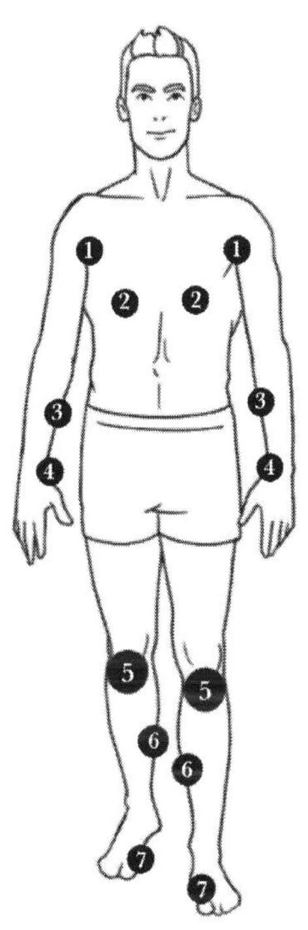

Punkt	Lokalisation	Größe des Gitterpflasters
1	Auf der Körpervorderseite direkt über der Beugefalte der Achsel	Typ A oder Typ B
2	Auf der Körpervorderseite 1,5 bis 2 Cun unter der Brustwarze	Typ A oder Typ B
3	Auf der Innenseite des Unterarms 1,5 bis 2 Cun über dem Handgelenk	Typ A oder Typ B
4	Auf der Innenseite des Unterarms auf dem Handgelenk auf der Höhe des Daumens	Typ A oder Typ B
5	Auf dem Schienbein direkt unter der Kniescheibe	Typ B oder Typ C
6	Auf der Innenseite des Fußes 2 bis 3 Cum über dem Knöchel	Typ B oder Typ C
7	Auf der Innenkante des Fußes hinter dem Grundgelenk des großen Zehs	Typ A oder Typ B

Verstopfung

Bei einer Verstopfung ist der Darm sehr träge und die Entleerung des Stuhls geschieht schwerer als gewöhnlich, sie ist nur durch intensives Pressen möglich und zudem meist schmerzhaft, da der Betroffene weniger als dreimal in der Woche Stuhlgang hat und der Kot ungewöhnlich hart ist. Dabei können Verstopfungen bereits bei Stress, durch Medikamente, Bewegungsmangel und durch falsche Ernährung entstehen.

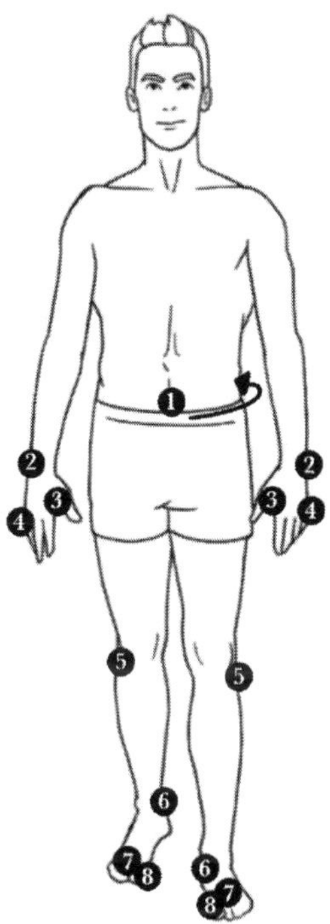

Punkt	Lokalisation	Größe des Gitterpflasters
1	Auf der Körperrückseite neben der Wirbelsäule über der Pofalte	Typ A oder Typ B
2	Auf der Innenseite des Unterarms auf dem Handgelenk auf der Höhe des kleinen Fingers	Typ A oder Typ B
3	Auf dem Handrücken zwischen dem Daumen und dem Zeigefinger	Typ A oder Typ B
4	Auf dem Handrücken zwischen dem Ringfinger und dem kleinen Finger	Typ A oder Typ B
5	Auf der Außenseite des Unterschenkels in der Mitte zwischen der Kniescheibe und der Kniekehle	Typ A oder Typ B
6	Auf der Innenseite des Fußes hinter dem Knöchel	Typ A oder Typ B
7	Auf dem Fußrücken hinter dem zweiten Zeh	Typ A oder Typ B
8	Auf dem Fuß auf dem Grundgelenk des großen Zehs	Typ A oder Typ B

WECHSELJAHRE

Befindet sich eine Frau in der Zeit nach ihrer letzten Menstruation, so spricht man von den Wechseljahren. Diese Phase, die auch als Menopause bezeichnet wird, zeigt das Ende der Fruchtbarkeit – sie ist also der Übergang von jenem Lebensabschnitt, in dem Frauen Kinder gebären können, hin zu dem, in der keine Schwangerschaft mehr möglich ist. Die Wechseljahre sind völlig normal, dennoch werden sie häufig von Schweißausbrüchen, Schlafstörungen, Stimmungsschwankungen, Gewichtszunahme und Ähnlichem begleitet, die durch eine allgemeine Umstellung des Organismus auf körperlicher und geistiger Ebene zu erklären sind.

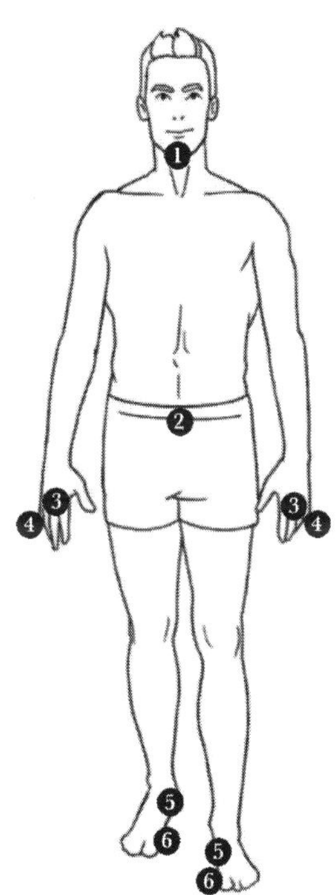

Punkt	Lokalisation	Größe des Gitterpflasters
1	Auf der Mittellinie des Gesichts auf dem Kinn	Typ A oder Typ B
2	Auf der Mittellinie der Körperrückseite direkt auf dem Steißbein	Typ A oder Typ B
3	Auf der Innenseite des Unterarms auf dem Handgelenk auf der Höhe des Daumens	Typ A oder Typ B
4	Auf der Innenseite des Unterarms auf dem Handgelenk auf der Höhe des kleinen Fingers	Typ A oder Typ B
5	Auf der Innenseite des Fußes unter dem Knöchel	Typ A oder Typ B
6	Auf der Innenseite der Fußkante auf dem Grundgelenk des großen Zehs	Typ A oder Typ B

WUNDE

Eine Wunde liegt immer dann vor, wenn die Haut verletzt ist. Es gibt Schnitt-, Quetsch-, Biss-, Kratz-, Platz- und Brandwunden.

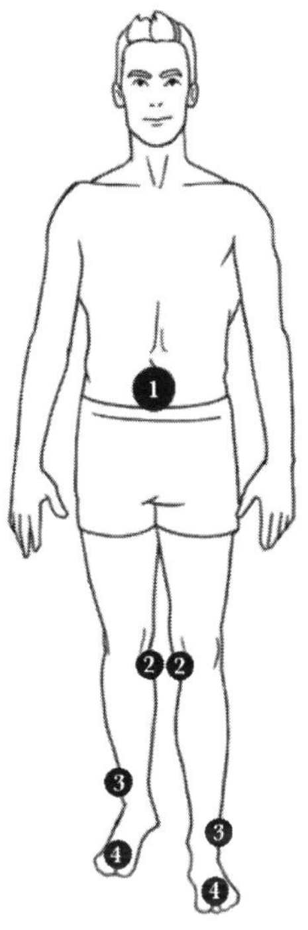

Punkt	Lokalisation	Größe des Gitterpflasters
1	Auf der Mittellinie der Körperrückseite auf der Höhe des Beckenkamms	Typ C
2	Auf der Innenseite des Unterschenkels zwischen der Kniescheibe und der Kniekehle	Typ A oder Typ B
3	Auf der Außenseite des Fußes hinter dem Knöchel	Typ A oder Typ B
4	Auf dem Fuß auf dem zweiten Zeh hinter dem Zehnagel	Typ A oder Typ B

ZÄHNEKNIRSCHEN

Reiben die Zähne unwillkürlich unter großem Druck aufeinander, so wird von Zähneknirschen gesprochen. Das geschieht meist unterbewusst während des Schlafens, wobei über eine gewisse Dauer der Zahnschmelz angerieben wird. Die Ursache hierfür kann in Stress, einer Fehlstellung von Zähnen oder dem Kiefer, Medikamenten, Durchblutungsstörungen und diversen Krankheiten wie Epilepsie oder Parkinson liegen. Geschädigte Zähne, Zahnschiefstellungen, Verspannungen im Kiefer und Schmerzen im Gesicht, Nacken und Kopf sind häufige Resultate des dauerhaften Zähneknirschens.

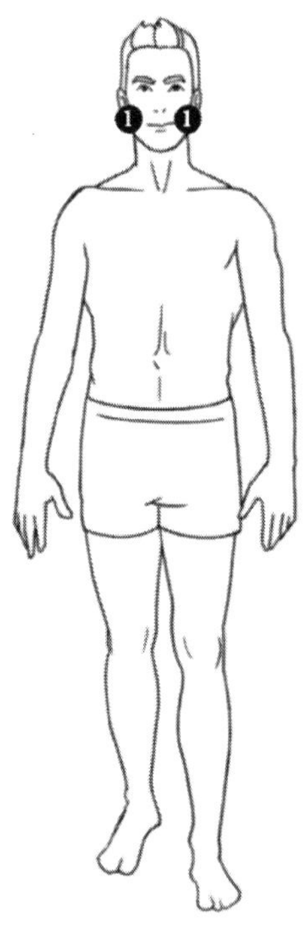

Punkt	Lokalisation	Größe des Gitterpflasters
1	Im Gesicht vor dem Ohr auf dem Kiefergelenk	Typ A oder Typ B

Bonus: 30 FAQ über Gitterpflaster

FAQ ist die Abkürzung für die englische Bezeichnung „frequently asked questions", was übersetzt „häufig gestellte Fragen" bedeutet. Dieses Kapitel beschäftigt sich also mit all den Fragen der Anwendung der Gitterpflaster, die öfter gestellt werden. Hier finden Sie sicherlich auch die Antworten auf Ihre Fragen.

Frage: Woher stammen Gitterpflaster? In welcher Lehre finden sie ihren Ursprung?

Antwort: Die Gitterpflaster entstammen der Traditionellen Chinesischen Medizin (TCM). Auch wenn sie im Vergleich zur Menschheitsgeschichte eine recht neue Entdeckung sind, so begründet sich ihre Wirkungsweise dennoch auf der alten Heilkunde aus dem ostasiatischen Raum.

Frage: Für welches Alter sind die Tapes geeignet?

Antwort: Crosstapes können grundsätzlich bei jedem Menschen angewendet werden – unabhängig von seinem Alter. Die speziellen Pflaster wirken äußerst subtil, sanft und sind nicht invasiv, weshalb sie selbst bei Babys und älteren Menschen angewendet werden können. Das Alter an sich spielt also keine Rolle.

Frage: Was muss beachtet werden, wenn Gitterpflaster bei Babys oder Kindern verwendet werden sollen?

Antwort: Grundsätzlich können Sie die Crosstapes bei Babys und Kindern genauso anwenden, wie Sie es bei Erwachsenen tun würden. Mit den Gitterpflastern können Sie sehr gut Beschwerden im Kindesalter beheben, wie Bettnässen, Zahnungs- oder Einschlafprobleme – und das ganz ohne chemische Wirkstoffe und invasive Methoden. Achten Sie allerdings besonders darauf, welche Reaktion die Haut nach dem Aufkleben zeigt. Ihre Beobachtungsgabe ist hier gefragt. Kommunizieren Sie auch mit dem Kind, sofern es möglich ist, und erfragen Sie seine Wahrnehmung. „Wie fühlt sich das Pflaster auf der Haut an?" oder „Geht es dir mit dem Pflaster schon besser?" sind mögliche Fragestellungen.

Da bei Babys und Kleinkindern immer die Gefahr des Verschluckens besteht, weil alles in den Mund gesteckt werden will, sollten Sie gewährleisten, dass das Kind die Pflaster nicht von der Haut abziehen kann. Seien Sie stets achtsam und kontrollieren Sie regelmäßig, ob noch alle Tapes vorhanden sind.

Frage: Worin liegt der Unterschied zwischen einem Kinesio-Tape und einem Gitterpflaster?

Antwort: Das Kinesio-Tape ist ein Streifen aus elastischem, klebendem Material, der großflächig auf dem Körper angebracht werden kann, um das Gewebe und die Gelenke zu stützen und zu entlasten. Crosstapes hingegen sind deutlich kleinere, unscheinbarere, nicht elastische Pflaster, die aufgrund ihrer gitterartigen Struktur auffallen. Schon allein aufgrund ihrer Größe wirken sie punktueller als Kinesio-Tapes, was es ermöglicht, tief in den Schichten der Haut auf Schmerz-, Trigger- und Akupunkturpunkte einzuwirken. Zudem können die Gitterpflaster im Gegensatz zu den Kinesio-Tapes ganz einfach zu Hause selbst auf dem Körper angeklebt werden, da ihre Handhabung einfach und praktisch ist. Beide Tape-Arten haben ihre Vorzüge und ihre Anwendungsgebiete sind so unterschiedlich, dass es tatsächlich an jedem Nutzer selbst liegt, herauszufinden, welche Form von Tape gerade am besten seine Beschwerden lindern oder gar beseitigen kann. Hier ist Ihre eigene Wahrnehmung ausschlaggebend.

Frage: Hilfe! Meine Haut ist unter dem Gitterpflaster ganz rot geworden und juckt. Was kann ich tun?

Antwort: Vermutlich reagieren Sie leicht allergisch auf den Kleber, der dem Pflaster die Haftkraft gibt. Auch wenn dieser hypoallergen, also in der Regel auch für Allergiker geeignet ist, kann es dennoch hin und wieder vorkommen, dass ein Anwender darauf reagiert. Machen Sie sich keine Sorgen, entfernen Sie einfach das Gitterpflaster und reinigen Sie die Haut darunter gründlich, um sicherzugehen, dass keine Rückstände des Klebers zurückbleiben. Dann sollten Reizung, Rötung und Juckreiz nachlassen.

Wenn die Hautreaktion allerdings nur leicht ist und in den ersten Minuten nach dem Aufkleben des Crosstapes auftritt, ist das durchaus ganz normal. Warten Sie 30 Minuten ab und kontrollieren Sie dann erneut das beklebte Areal. In der Regel klingt die erste Reaktion nach wenigen Minuten wieder ab, sodass das Gitterpflaster trotz anfänglicher Hautreizung auf dem Körper kleben bleiben kann.

Frage: Ist das Tragen des Gitterpflasters wegen des Klebers wirklich unbedenklich?

Antwort: Crosstapes, die Sie bei vertrauenswürdigen Anbietern käuflich erwerben, sind Produkte, die für das Tragen auf der nackten Haut nicht nur geeignet, sondern exakt für diese Anwendung gemacht sind. Gitterpflaster sind ein Medizinprodukt der Klasse 1, das heißt, dass der Kleber dem Standard entspricht, der auch in der Medizin, also zum Beispiel in Krankenhäusern, aufrechterhalten wird. Die Klassifizierung der Gitterpflaster wird mit einem sehr geringen Risiko beschrieben, wobei die maximale Gefahr in einer Irritation der Haut eingeschätzt wird. Wenn Sie auf Qualität und die oben genannte Klassifizierung achten, werden Sie ein hautverträgliches Produkt erhalten. Nichtsdestotrotz kann es nie ausgeschlossen werden, dass der Körper allergisch auf den Kleber reagiert. Klären Sie dies im Zweifelsfall mit dem Arzt Ihres Vertrauens ab.

Frage: Ich möchte die Hautverträglichkeit der Gitterpflaster testen, bevor ich sie anwende. Wie kann ich das anstellen?

Antwort: Die meisten Menschen zeigen keinerlei Reaktion auf die Pflaster, doch dennoch gibt es Anwender, die allergisch auf den hautfreundlichen Kleber reagieren. Um herauszufinden, ob auch Sie zu diesen Menschen gehören, können Sie einen Test durchführen. Kleben Sie dafür ein Gitterpflaster an eine beliebige Stelle am Hals oder an den Rippen. Diese Körperbereiche sind besonders sensibel und zeigen deshalb mögliche Unverträglichkeiten sehr schnell an. Lassen Sie das Tape für mindestens 30 Minuten auf der Haut und prüfen Sie, ob eine allergische Reaktion hervorgerufen wird. Wenn Ihnen allerdings bekannt ist, dass Sie auf Kleber oder herkömmliche Pflaster allergisch reagieren, so verwenden Sie bitte keine Crosstapes.

Frage: Halten die Gitterpflaster denn auch auf Körperbehaarung und Schminke?

Antwort: Ist die Körperbehaarung zu stark, sollten Sie diese vor dem Bekleben mit dem Gitterpflaster entfernen. So stellen Sie sicher, dass der Kleber auch wirklich vollständig an der Haut haftet, und zwar über einen längeren Zeitraum hinweg. Ansonsten kann das Crosstape nicht den gewünschten Effekt der Mikro-Massage erzielen.

Auf geschminkter Haut würde das Gitterpflaster höchstwahrscheinlich besser halten als auf behaarten Stellen, allerdings ist davon schon allein aus hygienischer Sicht abzuraten. Reinigen Sie stets vor dem Bekleben die betroffene Körperstelle gründlich und stellen Sie sicher, dass sie so fettfrei wie möglich ist, bevor Sie das Crosstape anbringen – auch wenn sie auf den ersten Blick nicht verschmutzt wirkt. Da das Pflaster über mehrere Tage hinweg dort verbleiben soll, sollte die Haut darunter möglichst sauber sein. Schminke ist demnach vorher zu entfernen.

Frage: Kann ich auch mehrere Stellen gleichzeitig mit den Gitterpflastern bekleben oder sollte ich mich besser erst einmal nur auf einen Bereich konzentrieren?

Antwort: Natürlich, Sie können auch mehr als ein Crosstape aufkleben. Da keine Nebenwirkungen bekannt sind, schaden sie nicht, selbst dann nicht, wenn sie aus Versehen an einer falschen Stelle aufgeklebt wurden. Wenn Sie eine größere Narbe bekleben möchten, ist der Gebrauch von mehreren Gitterpflastern sogar zu empfehlen, um die verschlossene Wunde vollständig abdecken zu können.

Frage: Welche Wirkstoffe verursachen den heilenden Effekt, den die Gitterpflaster auf den Körper haben?
Antwort: Gar keine! Dem Gitterpflaster sind keinerlei Wirkstoffe zugesetzt, weder dem Gewebe noch dem Kleber. Sie wirken rein mechanisch durch ein subtiles Anheben der verschiedenen Hautschichten während der Bewegung des Körpers. Dabei kommt kein einziges Medikament zum Einsatz.

Frage: Muss ich jetzt während der gesamten Tragezeit des Gitterpflasters auf Baden und Duschen verzichten?
Antwort: Das müssen Sie selbstverständlich nicht. Sie können ganz normal duschen und schwimmen gehen, Sie müssen also keine Einschränkungen in Ihrem Alltag durch das Tragen der Gitterpflaster auf sich nehmen – eine der vielen Vorteile dieser kleinen Wunderwerkzeuge. Lediglich etwa zwei Stunden nach dem Aufkleben auf der Haut ist es ratsam, dass Sie das Areal keiner Feuchtigkeit aussetzen, ob in Form von Wasser oder Schweiß, da Sie so eine bessere Klebefähigkeit und damit Haltbarkeit des Pflasters gewährleisten können.

Frage: Ich möchte das Gitterpflaster wieder entfernen, obwohl es noch fest auf der Haut klebt. Wie kann ich das möglichst einfach und schmerzfrei machen?
Antwort: Ein Gitterpflaster wieder zu entfernen, ist kein Problem. Weichen Sie es dafür in Wasser ein und ziehen Sie es anschließend in der Richtung des Haarwuchses in einem flachen Winkel von der Haut ab.

Frage: Hat das Gitterpflaster auch Auswirkungen auf die psychische Gesundheit des Menschen oder wirkt es rein körperlich?
Antwort: In erster Linie erzielen Gitterpflaster einen mechanischen Effekt auf der körperlichen Ebene des Organismus durch die feine Massage und Stimulation spezieller Punkte. Diese sind jedoch über ein komplexes Netzwerk mit allen anderen Bereichen des Körpers verbunden – hier spricht man auch von dem reflektorischen Effekt beziehungsweise den Reflexzonen des Körpers. Genauer bedeutet dies, dass Gitterpflaster auch die Psyche erreichen und somit tatsächlich einen positiven Einfluss auf die geistige Gesundheit des Menschen haben können. Zudem hebt es automatisch und unweigerlich die Stimmung, wenn sich der Körper schmerzfrei und gut anfühlt.

Frage: Ich habe eine große Narbe am Bein. Kann ich Gitterpflaster verwenden, um die Heilung zu unterstützen?

Antwort: Ja, Sie können Crosstapes auch bei Narben anwenden. Die Klebetechnik unterscheidet sich in diesem Fall ein wenig von der üblichen Methode, die bei Gitterpflastern angewendet wird, doch das können Sie alles im dritten Teil dieses Buches, „Anwendungsbereiche von A bis Z", nachlesen. Wichtig ist, dass es sich um eine bereits geschlossene Wunde handelt.

Frage: Ich habe gelesen, dass es bestimmte sogenannte Trigger- und Akupunkturpunkte gibt, die mit den Gitterpflastern beklebt werden sollen. Muss ich diese im Detail kennen oder kann ich die Gitterpflaster auch als Laie verwenden?

Antwort: Sie müssen kein Experte in Traditioneller Chinesischer Medizin sein, um Gitterpflaster selbstständig zu verwenden – das ist das Schöne an den kleinen Wunderwerkzeugen. Durch die elektromagnetische Aufladung der Crosstapes ziehen sich diese automatisch an die richtigen Körperstellen heran, ohne dass Sie viel dafür tun müssen. Es ist jedoch hilfreich, bestimmte Punkte nachzuschlagen, die bei konkreten Beschwerden beklebt werden können. Doch auch dafür müssen Sie kein Experte sein, denn im dritten Teil dieses Buches, „Anwendungsbereiche von A bis Z", werden Ihnen all diese Punkte so vermittelt, dass Sie sie leicht finden können – auch als Laie.

Frage: Ich stehe vor der Entscheidung, welche Farbe des Gitterpflasters ich zum Bekleben nehmen soll. Ich kann mein Problem jedoch nicht genau einschätzen. Welche Farbe ist nun die richtige?

Antwort: Keine Sorge, wann immer Sie nicht genau wissen, welche Farbe die beste Wahl für Ihr Anwendungsgebiet ist, entscheiden Sie sich einfach für das hautfarbene Gitterpflaster. Dieses kann im Gegensatz zu dem blauen und roten sehr gut bei allen Beschwerden eingesetzt werden, wie es im praktischen Teil des Buches beschrieben wurde, weshalb es für jedes Anwendungsfeld geeignet ist.

Frage: Ich habe alle Anweisungen für das Lokalisieren des richtigen Punktes befolgt, bin mir aber trotzdem nicht ganz sicher, ob ich die richtige Stelle gefunden habe. Wie kann ich sicher sein, dass ich nicht den falschen Punkt beklebe?

Antwort: Solange Sie die Klebetechnik der Gitterpflaster befolgen, können Sie nicht anders, als den richtigen Punkt zu finden. Wenn das Crosstape statisch aufgeladen ist, wird es sich automatisch an die Hautstelle heranziehen, die von einem Gitterpflaster profitieren würde. Deshalb achten Sie immer auf die Reaktion des Tapes und bekleben Sie nur Punkte, bei denen das Pflaster förmlich hängen bleibt. Das genaue Prinzip können Sie detailliert im

Buch nachlesen. Und selbst, wenn Sie aus Versehen einen „falschen" Punkt beklebt haben sollten, so müssen Sie mit keinen Nebenwirkungen oder Nachteilen dadurch rechnen.

Frage: Ich habe einen Punkt lokalisiert, der in meinem Fall zur Linderung meiner Beschwerden beklebt werden soll. Das Gitterpflaster zieht sich aber nicht von allein an ihn heran. Was soll ich tun?

Antwort: Hier liegt kein Ungleichgewicht in dem betroffenen Hautareal vor, welches durch eine Anziehung vom Gitterpflaster verdeutlicht werden würde. Deswegen ist es nicht nötig, diesen Punkt zu bekleben. Die im dritten Teil des Buches angegebenen Punkte sind lediglich Angebote, das heißt, Sie müssen selbst über die Anziehung des Crosstapes prüfen, ob die Stelle ein Problem aufweist. Der richtige Umgang mit den geschilderten Informationen ist der, dass Sie nach und nach alle angegebenen Punkte auf statische Anziehung testen, aber nur jene bekleben, bei der Sie diese identifiziert haben. Alle weiteren Stellen sind gesund und brauchen momentan keine Behandlung durch Gitterpflaster. Manchmal reicht es schon aus, wenn Sie den Anziehungstest in einem Umkreis von einem Zentimeter um die von Ihnen gedachte Stelle herum durchführen. Es ist durchaus möglich, dass nicht der vielleicht schmerzende Punkt selbst zu bekleben ist, sondern links und/oder rechts davon Tapes zu setzen sind.

Es kann jedoch auch sein, dass Sie keine originalen Crosstapes erworben haben. Diese zeugen von geringerer Qualität, da sie nicht statisch aufgeladen sind und sich demnach gar nicht an die Haut heranziehen können, auch wenn an der jeweiligen Stelle ein Problem vorliegt. Stellen Sie also sicher, dass Sie stets originale Gitterpflaster verwenden. Wie Sie überprüfen können, ob Ihre Exemplare elektromagnetisch aufgeladen sind, können Sie in dem Kapitel „10 hilfreiche Tipps und Tricks für die Anwendung der Wunderwerkzeuge" nachlesen.

Frage: Mein Gitterpflaster löst sich von der Haut, obwohl es erst seit einem Tag dort klebt. Was soll ich tun?

Antwort: Hier scheint die Klebefähigkeit des Crosstapes nachgelassen zu haben. Entfernen Sie das alte Pflaster, reinigen Sie den Bereich gründlich und stellen Sie sicher, dass er frei von Feuchtigkeit, Haaren und Fett ist. Bringen Sie dann ein neues Pflaster an, wenn es sich durch statische Aufladung von selbst an die Haut heranzieht. Stellen Sie sicher, dass Sie die Haut stets vordehnen, damit das Gitterpflaster sich nicht bei einer Bewegung des Körpers löst. Möchten Sie beispielsweise ein Tape am Knie anbringen, sollte das Knie gebeugt sein.

Frage: Muss ich jeden einzelnen aufgelisteten Punkt bekleben, wenn ich meine Beschwerden lindern will?

Antwort: Nein, das müssen Sie nicht. Die im dritten Teil des Buches angegebenen Punkte sind lediglich potenzielle Störzonen, die häufig bei den jeweiligen Erkrankungen eine Disharmonie aufweisen. Das bedeutet jedoch nicht, dass dieser Punkt auch bei Ihnen von einem Gitterpflaster beklebt werden sollte. Verwenden Sie immer nur dann ein Crosstape, wenn dieses sich auch an die bestimmte Körperstelle von allein heranzieht. Es kann also sein, dass bei Ihrer konkreten Beschwerde im Kapitel zehn Punkte aufgelistet wurden, Sie davon letztendlich aber nur zwei oder drei bekleben sollten.

Frage: Wie lange sind Gitterpflaster haltbar?

Antwort: Die Haltbarkeit der Tapes ist abhängig von der Klebetechnik und der Anwendung. Wie viel und wie intensiv Sie sich täglich bewegen, wie viel Sie schwitzen und an welcher Körperstelle das Pflaster klebt, sind Faktoren, die bestimmen, wie lange ein Crosstape hält, genauso, wie gut die Haut zuvor gereinigt, wie gut sie vorgedehnt und wie gut das Tape angestrichen wurde.

Frage: Wie kann ich die Haftfähigkeit der Gitterpflaster auf der Haut verbessern?

Antwort: Wie bereits mehrfach erklärt wurde, ist es entscheidend, dass die Haut nicht nur sauber, fettfrei und frei von Haaren, sondern auch trocken ist, bevor Sie ein Gitterpflaster ankleben. Auch das Vordehnen der Haut ist essenziell, ansonsten löst sich das Pflaster bereits nach leichten Bewegungen des Körpers. Wie Sie zusätzlich die Haftfähigkeit verbessern und damit die Tragedauer erhöhen können, ist, das Crosstape nach dem Duschen oder Baden zu trocknen. Rubbeln Sie dafür nicht darüber, sonst franst es schneller aus, sondern tupfen Sie es mit einem Handtuch vorsichtig trocken oder föhnen Sie es.

Frage: Kann ich die Gitterpflaster grundsätzlich bei jeder Beschwerde einsetzen?

Antwort: Crosstapes haben ein breites Einsatzspektrum, dennoch sind sie nicht in jedem Fall zu empfehlen. Beispielsweise muss man bei Schwangeren besonders aufpassen, um keine frühzeitigen Wehen auszulösen. Auch bei Veränderungen der Haut, wie Verletzungen, Reizungen, Entzündungen oder offene Wunden, darf das Gitterpflaster nicht zum Einsatz kommen. Zudem dürfen keinerlei Schleimhäute sowie Körperöffnungen beklebt werden, weshalb Sie von einer Nutzung auf den Augen, dem Mund, der Nase oder im Genitalbereich absehen sollten.

Frage: Kann ich das Gitterpflaster auch mehrfach verwenden?

Antwort: Nein, Crosstapes sind für den einmaligen Gebrauch konzipiert. Das liegt an der statischen Aufladung, die dann nicht mehr vorhanden ist, und an der Abnahme der Klebkraft. Da Gitterpflaster im besten Fall so lange getragen werden sollten, bis sie sich von allein von der Haut lösen, würden sie gewiss kein zweites Mal gut kleben.

Frage: Ich möchte gerne Gitterpflaster verwenden, bin aber derzeit schwanger. Was soll ich tun?

Antwort: Wenn Sie schwanger sind, ist das Tragen der Crosstapes an manchen Stellen nicht zu empfehlen, da sie Wehen auslösen können. Das sind zum Beispiel die Unterschenkel und der Bereich um den Bauchnabel. Das bedeutet jedoch nicht, dass Sie bis zur Geburt warten müssen, bis Sie die Pflaster verwenden können. Sprechen Sie mit dem Arzt Ihres Vertrauens darüber, dann sind Sie auf der sicheren Seite.

Frage: Was passiert, wenn ich ein Gitterpflaster auf eine Hautstelle klebe, an die es sich nicht von selbst herangezogen hat?

Antwort: Es wird nichts passieren. Jedoch bedeutet dies auch, dass die Pflaster ihre Wirkung an dieser Hautstelle nicht entfalten können. Crosstapes haben nur dort einen heilsamen Effekt, wo sie sich selbst herangezogen haben. An allen anderen Stellen richten sie aber auch keinen Schaden an.

Frage: Wie lange sollte ich die Gitterpflaster tragen?

Antwort: Gitterpflaster sollten so lange getragen werden, bis sich die Beschwerden verbessert haben, vollständig verschwunden sind oder der beklebte Punkt nicht länger blockiert ist. In der Regel halten die Tapes auf der Haut je nach Areal und Belastung bis zu sieben Tage. Bei manchen Beschwerden ist es sinnvoll, ein Gitterpflaster darüber hinaus, also für mehrere Wochen, zu tragen – vorausgesetzt, Sie vertragen es gut und zeigen keine Hautreaktion darauf. Dafür erneuern Sie einfach die jeweiligen Crosstapes immer dann, wenn sie sich beginnen, von allein zu lösen. Pellt sich das Gitterpflaster bereits nach kurzer Zeit wieder ab, kann es vorkommen, dass der beklebte Punkt nicht länger blockiert ist und somit keine weitere Behandlung mehr benötigt wird.

Als guter Anhaltspunkt für das Entfernen des Pflasters dient die Beschaffenheit von diesem auf der Haut: Wenn Sie nach ein paar Tagen bemerken, dass sich die Ränder bereits von der Haut ablösen, hat die Klebekraft nachgelassen, weshalb auch die Wirkung geringer wird. Entfernen Sie das Crosstape von der Haut und kleben Sie gegebenenfalls ein neues auf, vorausgesetzt, es zieht sich selbstständig an die Stelle heran.

Frage: Irgendwie klappt das Bekleben mit dem Gitterpflaster nicht so richtig bei mir. Was kann ich tun?

Antwort: Es kann verschiedene Ursachen haben, wenn es mal nicht mit dem Bekleben funktioniert. Verwenden Sie kein originales Produkt, das nicht statisch aufgeladen ist, kann es sich dementsprechend auch nicht an die Haut heranziehen. Dann können Sie damit über den Körper fahren, wie Sie möchten – es wird aber nichts passieren. Achten Sie deshalb auf die Qualität der Gitterpflaster.

Außerdem kann sich das Tape entladen, sollten Sie es zu oft über die Haut gefahren haben. In diesem Fall probieren Sie es einfach noch einmal mit einem neuen Exemplar oder einem anderen Typ.

Wenn das Gitterpflaster zu schnell über die Haut geführt wird, kann es sein, dass Sie den richtigen Punkt verpasst haben. Um das zu vermeiden, reduzieren Sie einfach die Geschwindigkeit.

Zudem sollten Sie sicherstellen, dass Sie das Pflaster zum Bekleben nur vorsichtig mit den Fingerspitzen oder einer Kunststoffpipette halten, damit keine vorherige Entladung stattfinden kann.

Frage: Wie lagere ich die Gitterpflaster am besten?

Antwort: Die Crosstapes sollten stets unzugänglich für Kinder aufbewahrt werden. Ansonsten garantiert eine Lagerung in einem kühlen (zwischen 5 °C bis 30 °C), trockenen und vor direkter Sonneneinstrahlung geschützten Bereich eine maximale Haltbarkeit.

Frage: Gitterpflaster haben mich davon überzeugt, dass mein Körper sich selbst heilen kann. Ich möchte ihn in diesem Prozess noch weiter unterstützen. Was kann ich über die klebenden Gitter hinaus für meine Gesundheit tun?

Antwort: Dass Sie Ihre Gesundheit in die eigenen Hände nehmen möchten, ist eine hervorragende Nachricht! Gemäß der Traditionellen Chinesischen Medizin baut die Gesundheit auf fünf Säulen auf: auf der Akupunktur, der Massage, natürlichen Arzneimitteln, Bewegung und Ernährung – all dies soll zur Harmonisierung der Energien im Körper beitragen sowie den Fluss des Qi verbessern. Das können Sie genauer im Kapitel über die Traditionelle Chinesische Medizin nachlesen und sollte Ihnen einen ersten Anhaltspunkt für weitere förderliche Heilmethoden geben. Grundsätzlich bestimmt Ihre gesamte Lebensweise den Grad Ihrer Gesundheit. Was auch immer Sie tun, wie Sie es tun, was Sie denken, womit und mit wem Sie sich umgeben, was Sie auf Ihre Haut geben und was Sie Ihrem Körper zuführen – das alles sind Faktoren, die entweder die Krankheit oder die Gesundheit fördern. Sie haben es in der Hand!

Beschwerdefrei werden!

Sie haben es geschafft: Ihre persönliche Reise der Ergründung der Gitterpflaster und damit zu sich selbst ist nun fast abgeschlossen. Doch in Wahrheit ist die Aussage nur zum Teil korrekt, denn Sie haben zwar nun dieses Buch vollständig durchgelesen, aber an sich beginnt hier Ihre Reise erst. Mit dem benötigten Wissen, das Sie nun verinnerlicht haben, gilt es, die Theorie in die Praxis umzusetzen – ein wichtiger Punkt, an dem viele Menschen ins Stocken geraten und vielleicht befürchten, dass sie scheitern könnten. Doch zu diesen müssen Sie nicht gehören, denn wenn Sie Ihre Reise ernst nehmen, werden Sie stets wieder auf die wundersamen Gitterpflaster und ihre fantastischen Effekte zurückgreifen, und zwar immer dann, wenn Sie Beschwerden verspüren und sich selbst helfen möchten.

Das Buch wurde so konzipiert, dass Sie es jederzeit wieder hervorholen und es wie ein Nachschlagewerk behandeln können. Wann immer Sie es für nötig halten, können Sie Ihr Wissen auffrischen und in den Grundlagen alte Informationen erneuern. Doch wenn Ihr Körper akut nach einer Linderung von Beschwerden schreit, finden Sie im dritten Teil dieses Buches alle Antworten, die Sie gerade benötigen. Die Auflistung vieler Erkrankungen ermöglicht Ihnen, schnell und unkompliziert jene Punkte der Heilung zu bekleben, die Ihnen helfen, damit es Ihnen auch schnell wieder besser geht. Zusätzlich bekommen Sie die wichtigsten Hinweise zur Anwendung der Gitterpflaster auf jeder Seite mit dazu, damit Sie auch sicher nichts vergessen können. Das Buch soll es Ihnen einfach machen, das hier gelieferte Wissen in Ihren Alltag zu integrieren und auch in einem Notfall darauf zurückgreifen zu können. Nehmen Sie also die Einladung an und nutzen Sie das Buch – arbeiten Sie damit.

Sie können stolz auf sich sein, dass Sie bis hierhin gekommen sind und Ihnen Ihr Wohlergehen am Herzen liegt. Ihr Körper, Ihr Geist und Ihre Seele werden es Ihnen danken!